図解

三愛病院医学研究所所長・西台クリニック院長
済陽高穂

40歳からは
食べ方を
変えなさい！

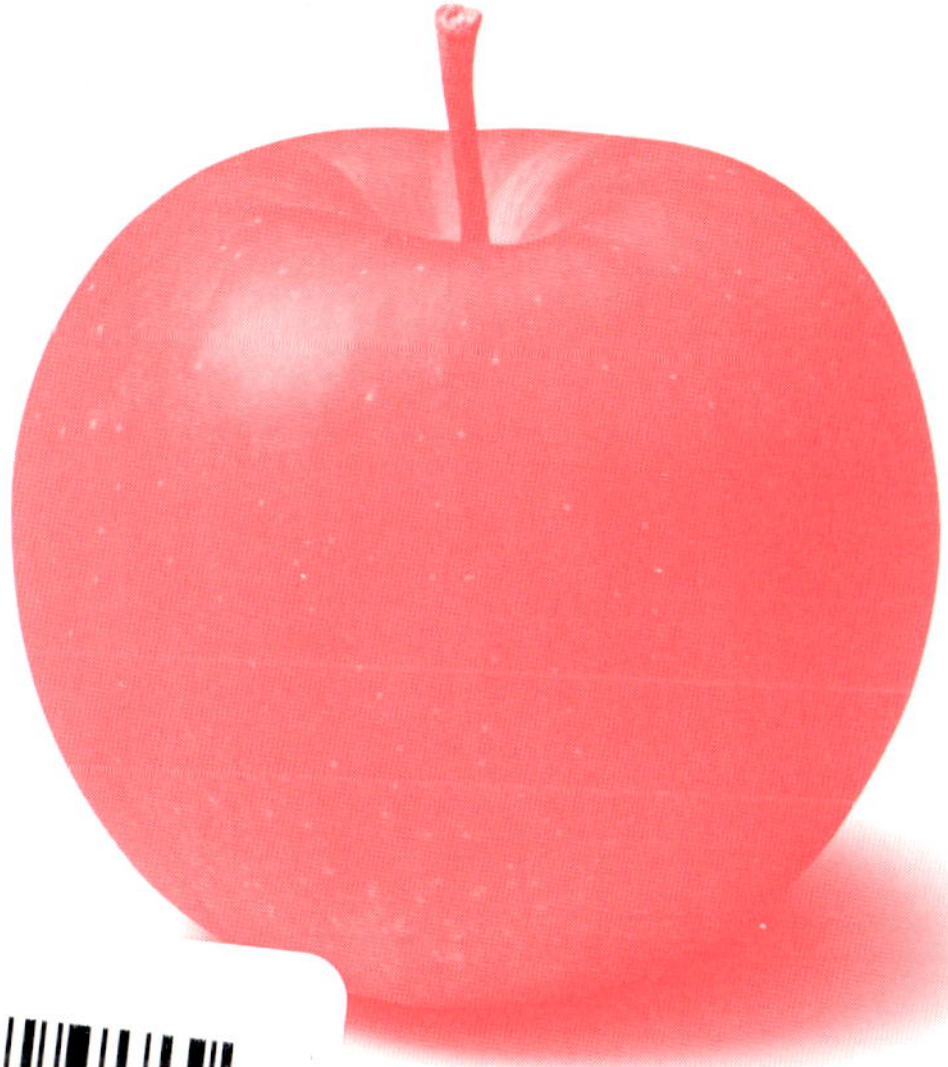

三笠書房

「1食1食の積み重ね」——
それが人生なのです。

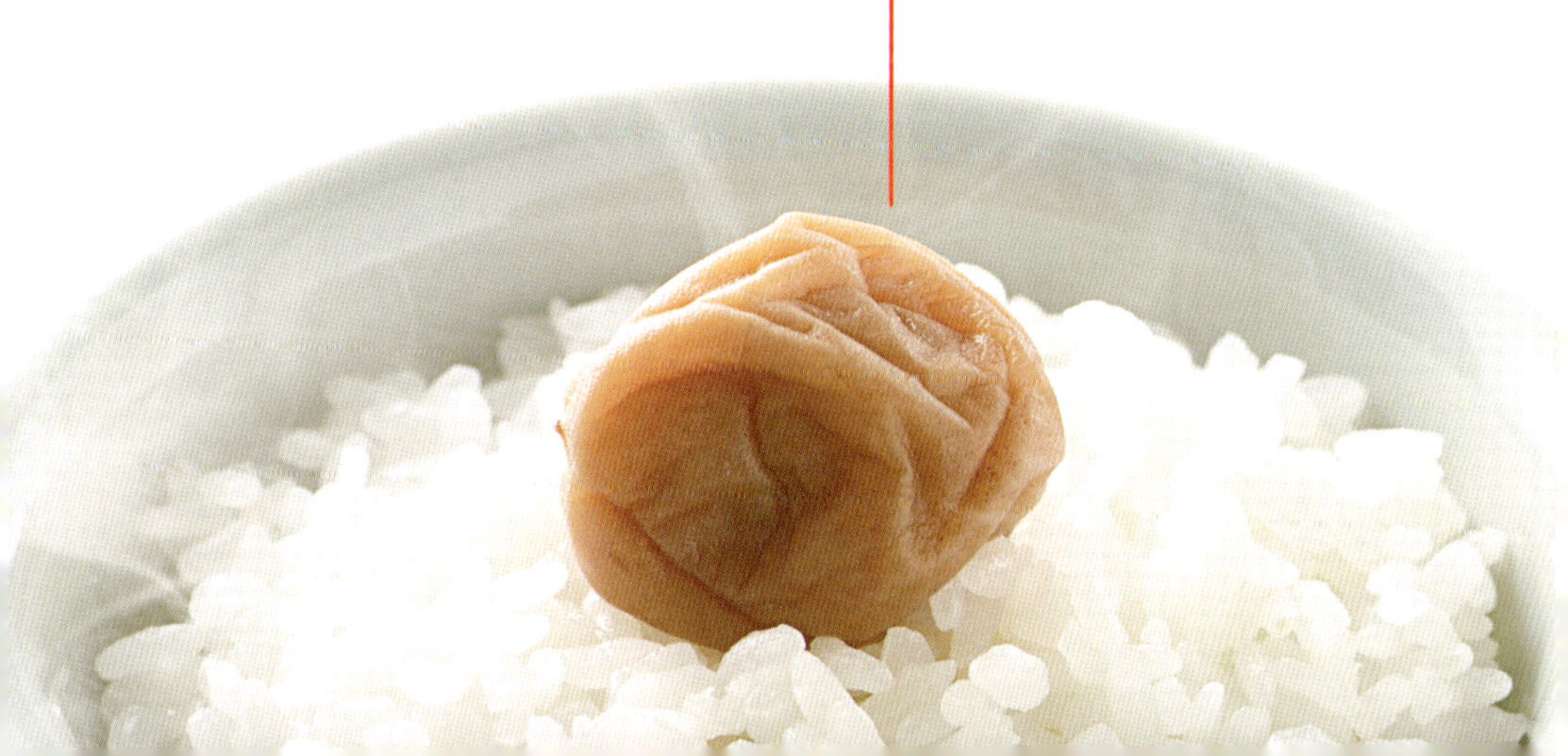

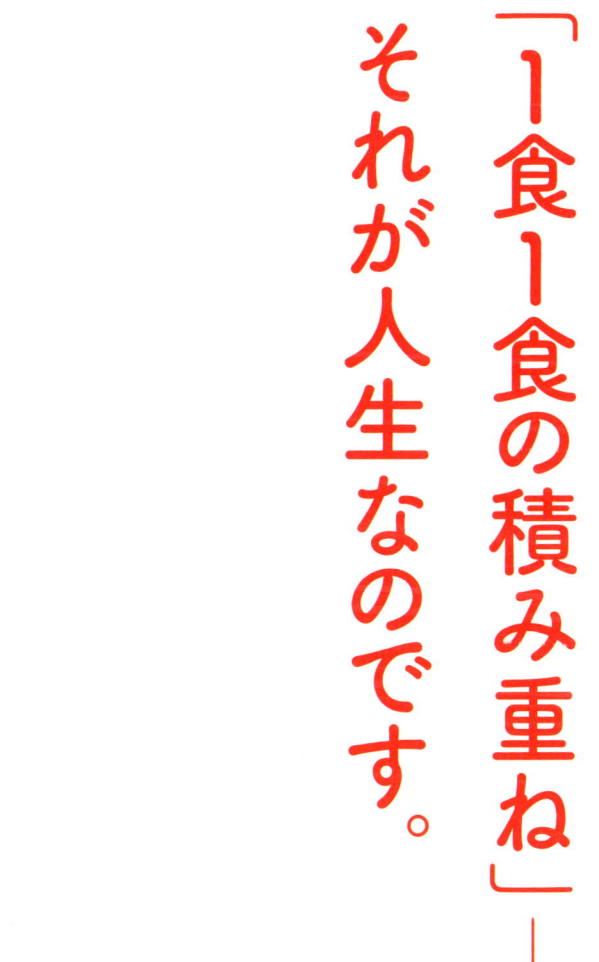

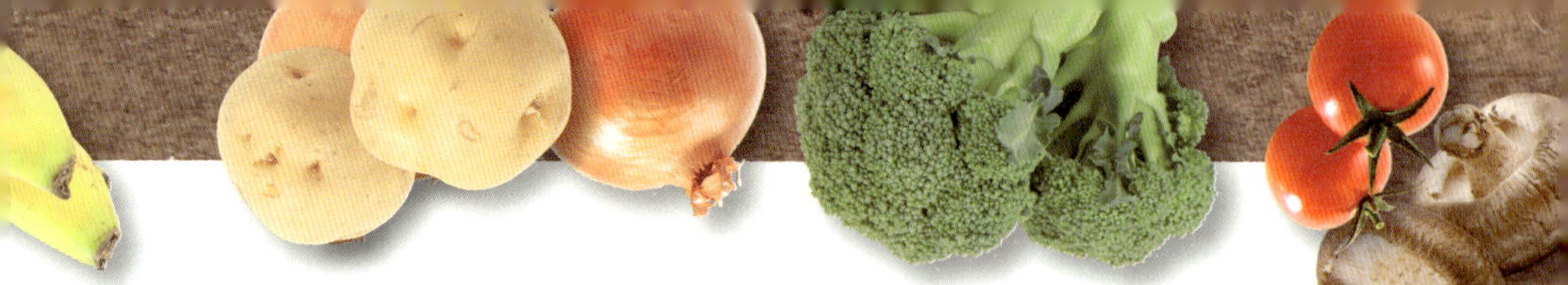

40歳からは、体に必要な食べ物がガラッと変わる!

私たちの体は、40歳前後を境に必要な食べ物がガラッと変わります。

30代までは、体が成長・発達する段階。ごはんなどの炭水化物、つまり、糖質が一番必要とされます。

ところが、「成熟期」に入る40代からは別です。30代と同じように、糖質中心の食事をしていると、さまざま

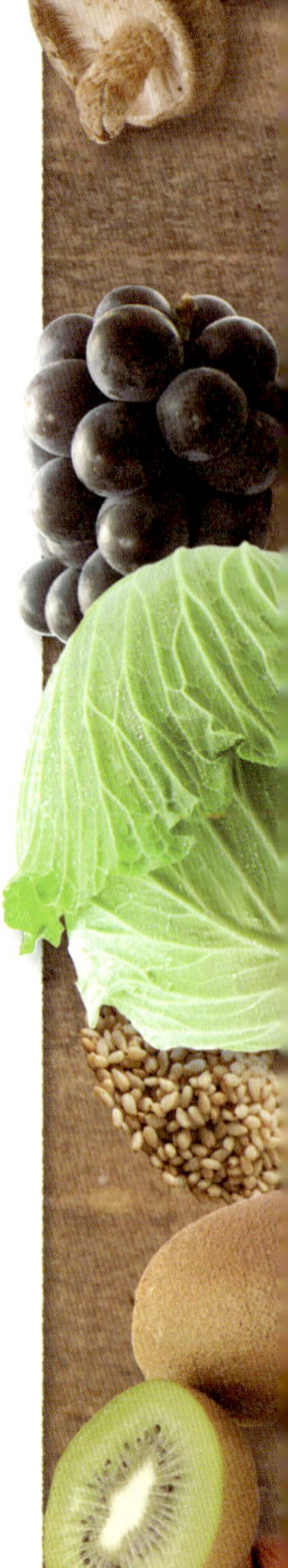

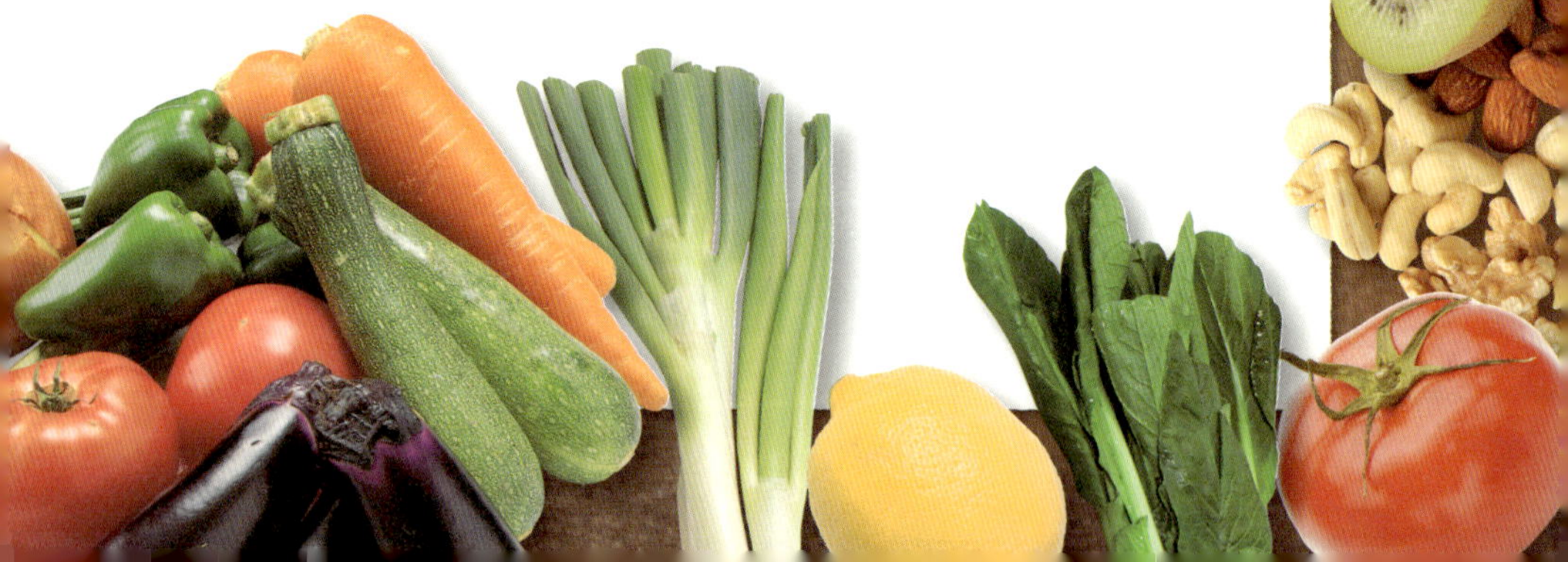

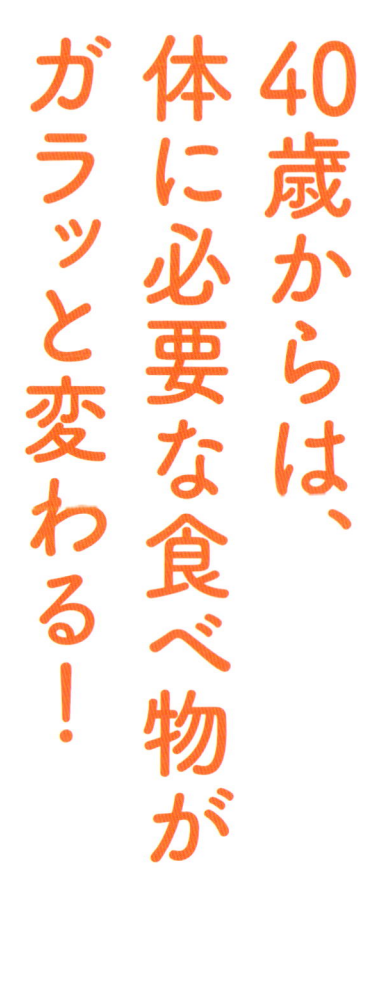

な弊害が生じます。

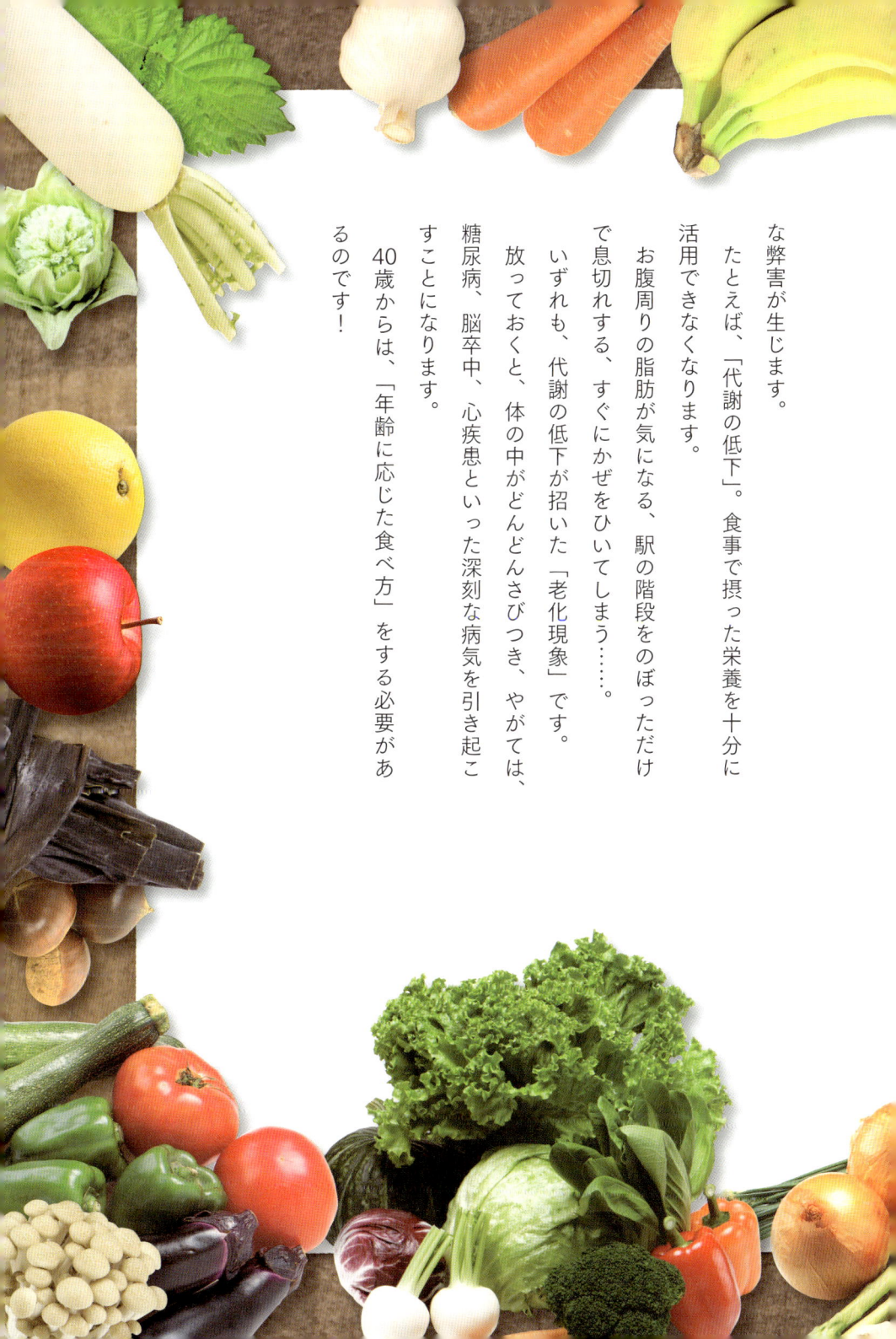

たとえば、「代謝の低下」。食事で摂った栄養を十分に活用できなくなります。

お腹周りの脂肪が気になる、駅の階段をのぼっただけで息切れする、すぐにかぜをひいてしまう……。

いずれも、代謝の低下が招いた「老化現象」です。

放っておくと、体の中がどんどんさびつき、やがては、糖尿病、脳卒中、心疾患といった深刻な病気を引き起こすことになります。

40歳からは、「年齢に応じた食べ方」をする必要があるのです！

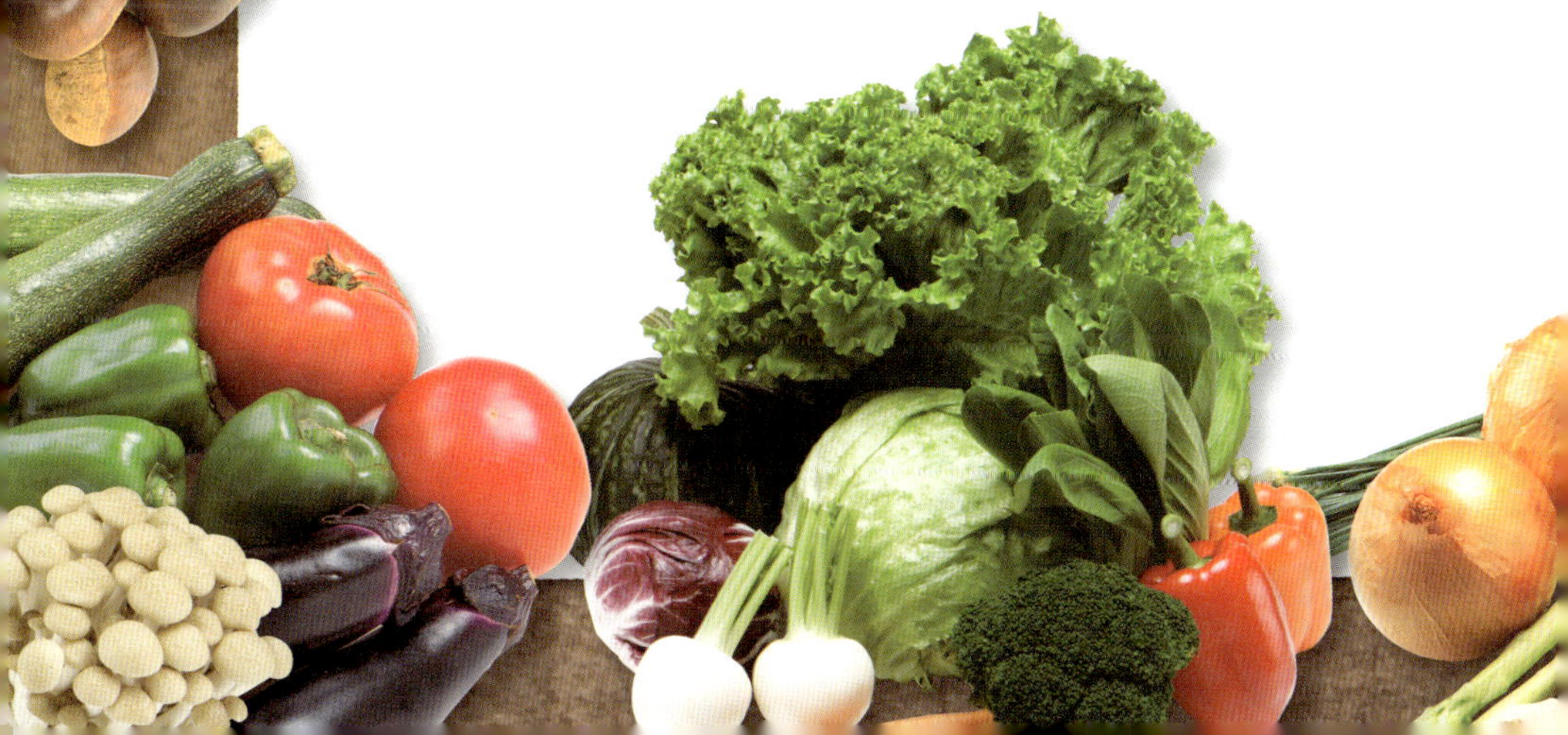

食べ方を変えれば、体と心が若くなる！

時計の針が時を刻むように、「老化時計の針」も少しずつ進んでいきます。

ただ、時間の流れと違い、老化時計の速度をゆるめたり、「針を逆回し」にすることはけっして不可能ではありません。

それを可能にするのが「食習慣」です。

私が食事療法の研究を始めてから、20年の歳月が経ち

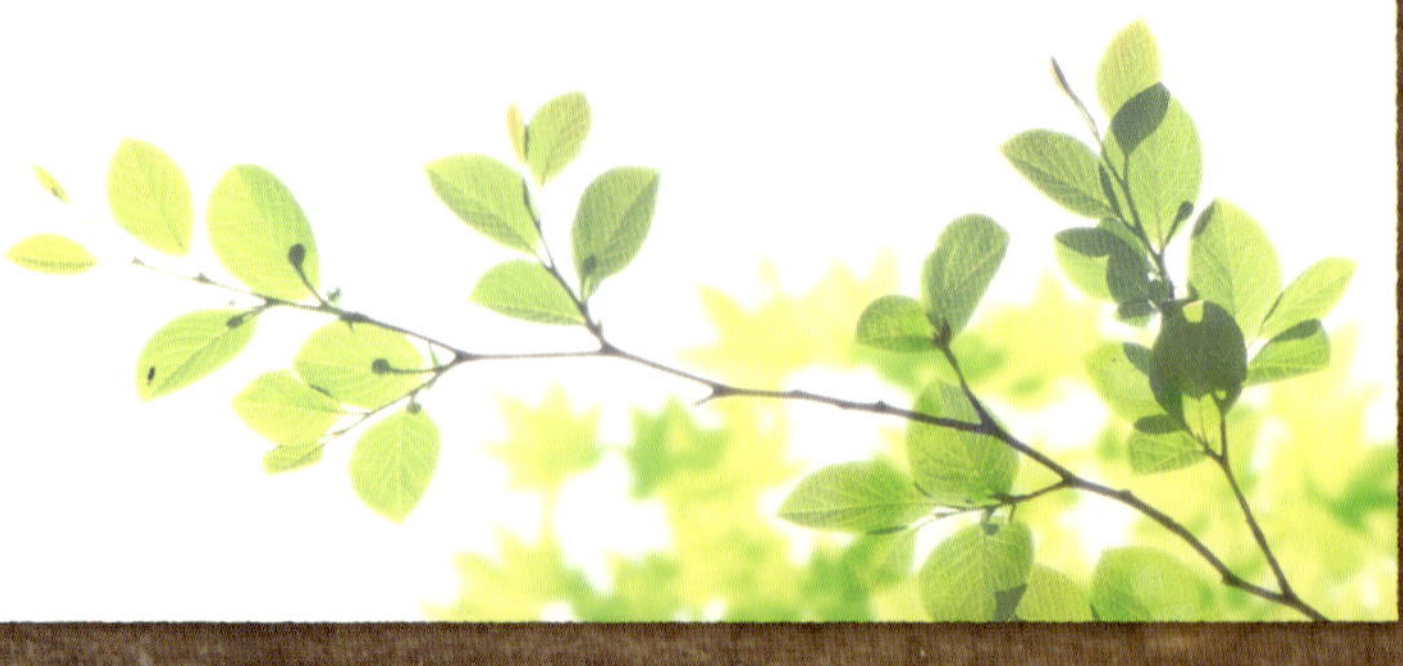

ました。手術だけではガンは完治しないことに悩んだ私が、何とか治せないかという切実な思いでたどり着いた方法、それが「済陽《わたよう》式食事療法」です。

その結果は、私自身も驚くほどの効果が見られました。ほかの医療機関で見放された多くの患者さんを治癒・改善に導くことができたからです。

健康な人が病気予防として取り組めば、一層効果的だと思います。

本書では、その食事療法を土台に、40歳から代謝のいい「若い体をつくる」食習慣を紹介します。

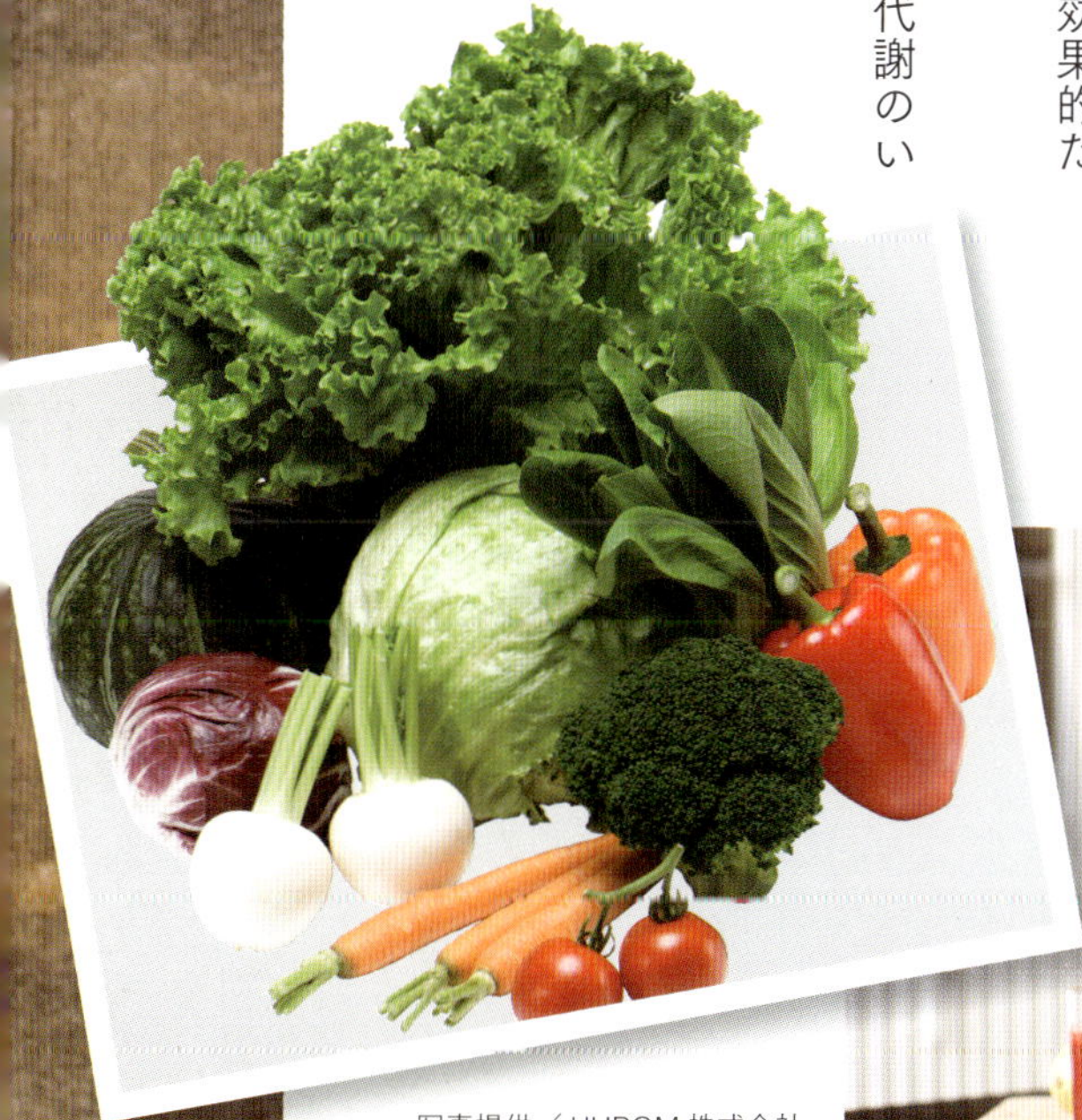

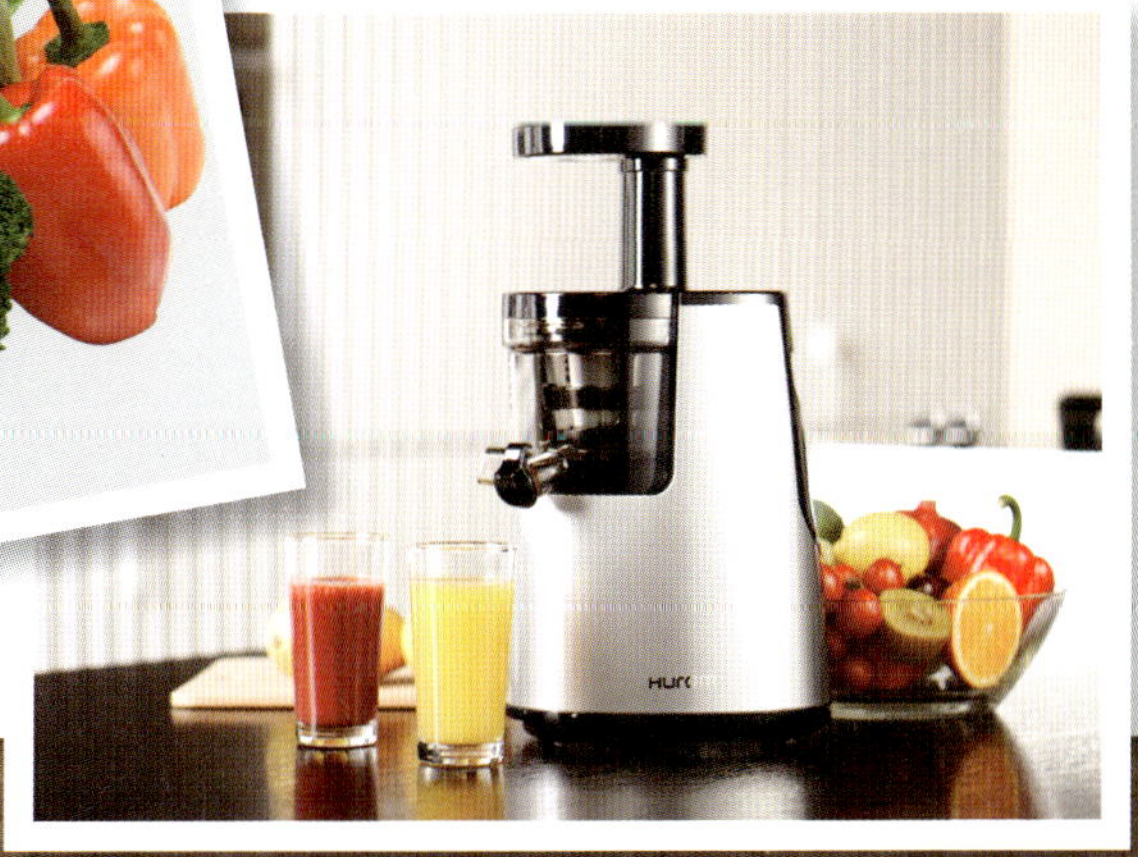

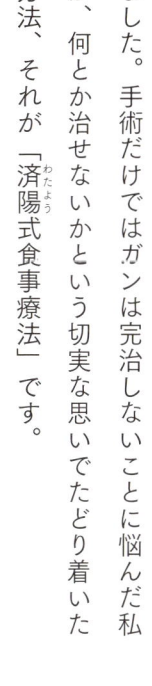

写真提供／HUROM株式会社

何を、どう食べればいいのか？

私が選んだ「30品目の食材を、週に2〜3回食べるだけ」――。

これが、「済陽式食習慣」の基本です。簡単ですから、誰でも気楽に取り組むことができ、効果をすぐに実感できるでしょう。

さらに、30品目の食べ合わせ方しだいで、さまざまな効能を期待できます。たとえば――

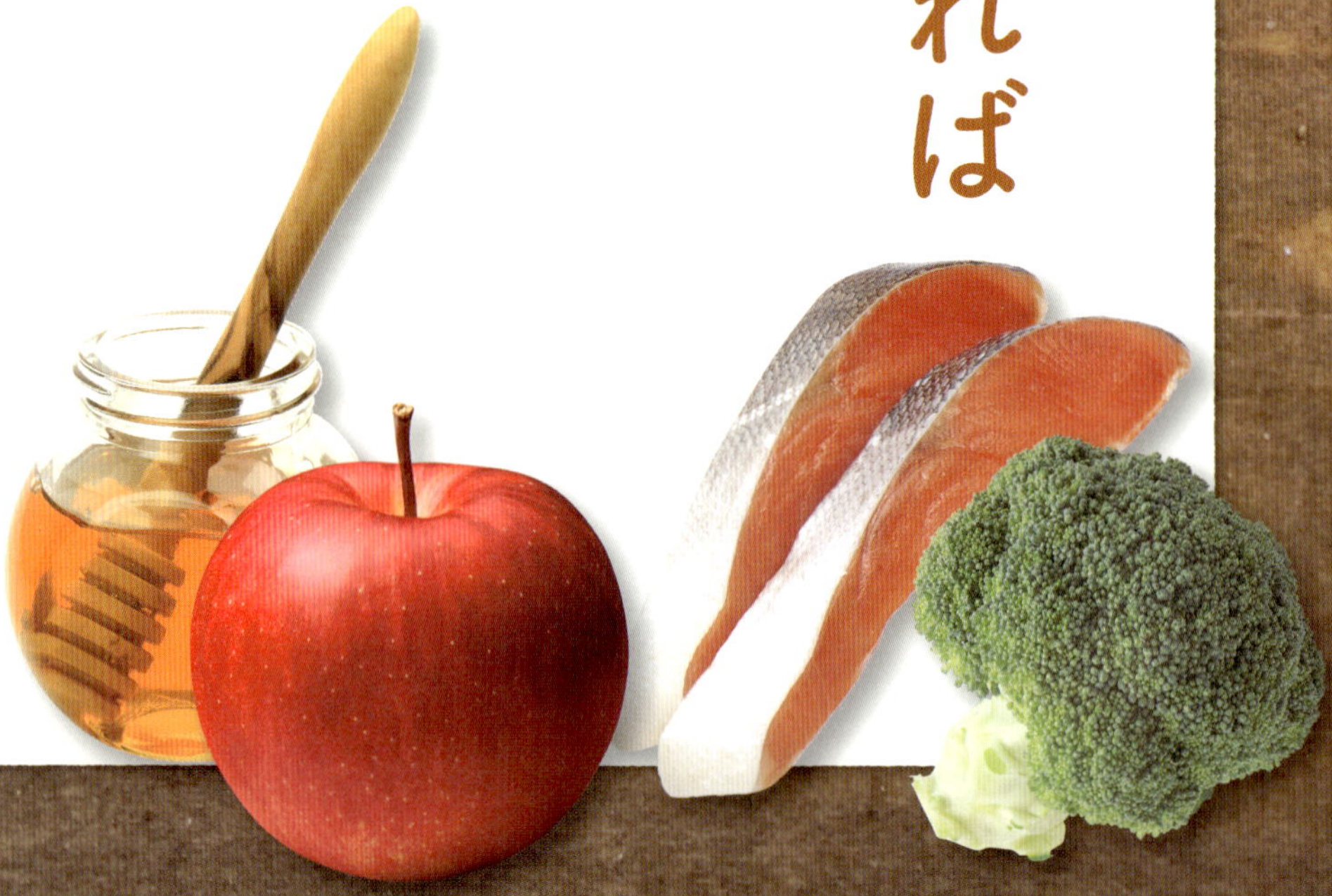

◎「薬食い」鮭＋「野菜の王様」ブロッコリー
↓「若い体をつくる」最強食！

◎「医者いらず」りんご＋「黄金の滋養食」蜂蜜
↓「免疫力アップ」で体イキイキ！

◎「畑のミルク」ぶどう＋「発酵乳」ヨーグルト
↓抗加齢の「強い体」になる！

などなど、本書では「40歳からの体を支える」最高の食べ方・食べ物を紹介していきます。

人生とは、「1食1食の積み重ね」――。

「何を、どのように食べたか」が、あなたの体をつくり、健康、そして、人生を左右するのです。

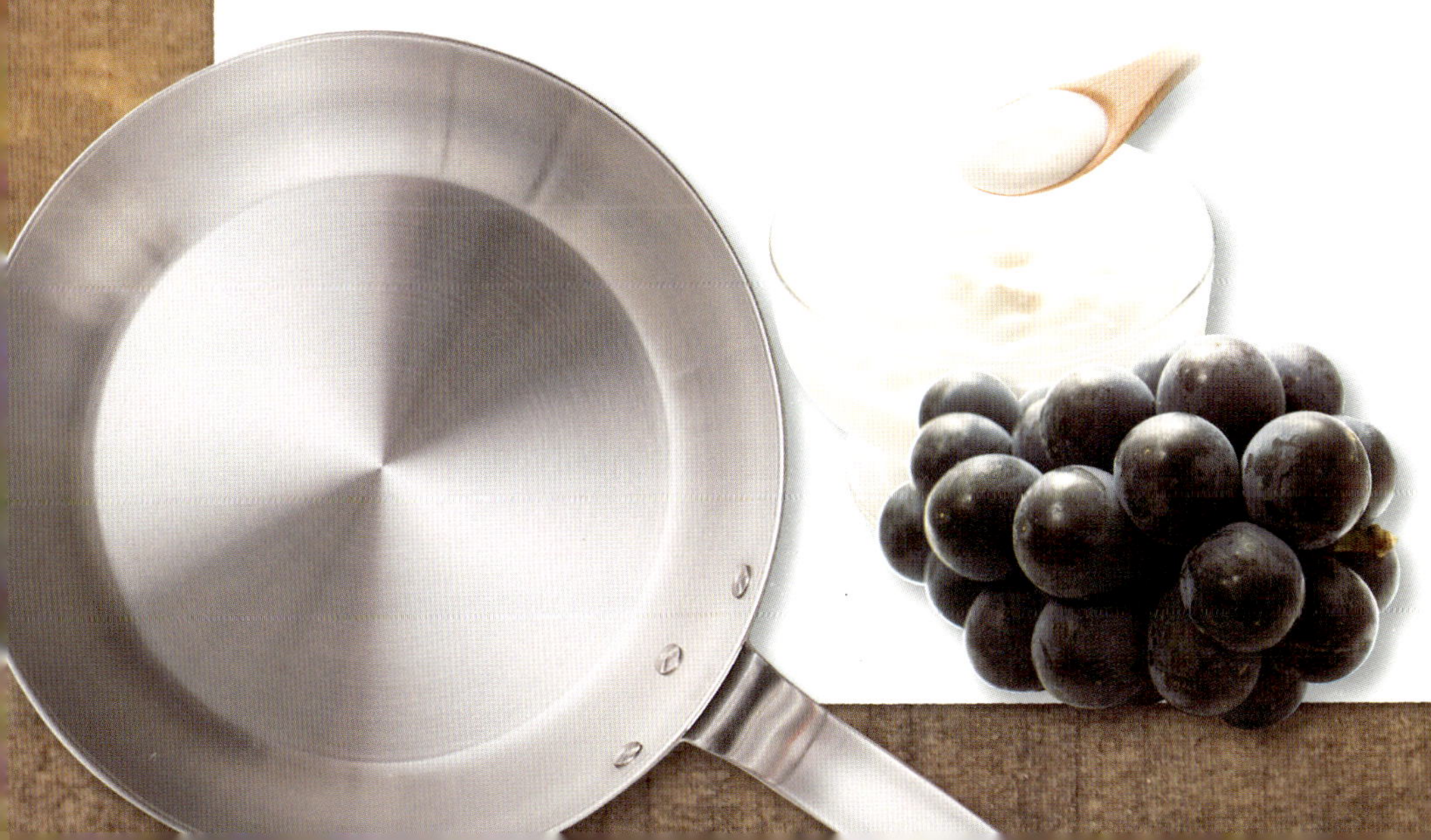

目次

3章 10歳若返る食べ方——「体を温める」「腸をきれいにする」

4章 厳選！ 40歳からの体と心を守る食材

編集協力……………小松事務所
本文DTP・カット……宇那木デザイン室

1章

40歳からの「食べ方」が、
これからの人生を変える

01 40歳から「老化に勝つ」一番確実な方法

40歳前後からの体は、代謝が急激に下がります。
太りだした、疲れやすくなった、よくかぜをひくようになった、という症状は、いずれも**代謝低下による老化現象**です。

代謝とは、栄養素を効率よく消化・吸収したり、エネルギーを生んで消費したり、内臓や筋肉、皮膚、血液、ホルモンをつくったり、古くなった細胞を新しい細胞へと生まれ変わらせたりする働きです。

代謝が低下すると、息切れ、動悸《どうき》、抜け毛、白髪、肌荒れ、視力低下など、体のさまざまな働きも衰えていきます。さらには、脳卒中、心疾患、ガン、認知症、骨粗《こつそ》鬆症《しょうしょう》、そして糖尿病といった、いわば「人生を壊す病」の発症リスクが高まります。

代謝の低下は誰にでも起こるのですが、飽食・偏食、過度の飲酒、喫煙、運動不足、不規則な睡眠、ストレスなどの生活習慣が、代謝の低下をさらに促進します。とりわけ、大きな影響を及ぼすのが「食の不摂生」です。

逆に言えば、そうした**食習慣を改めれば、代謝低下が抑えられる**だけでなく、20代、30代の「代謝力」、つまり「**若さが取り戻せる**」のです。

まずは、今の食生活をチェック！

Check！

- □ 食事時間が不規則
- □ ごはん、麺、パンなど糖質中心の食事が多い
- □ ごはんなどの主食から食べることが多い

1つも当てはまらない人は
安心！

代謝のいい体

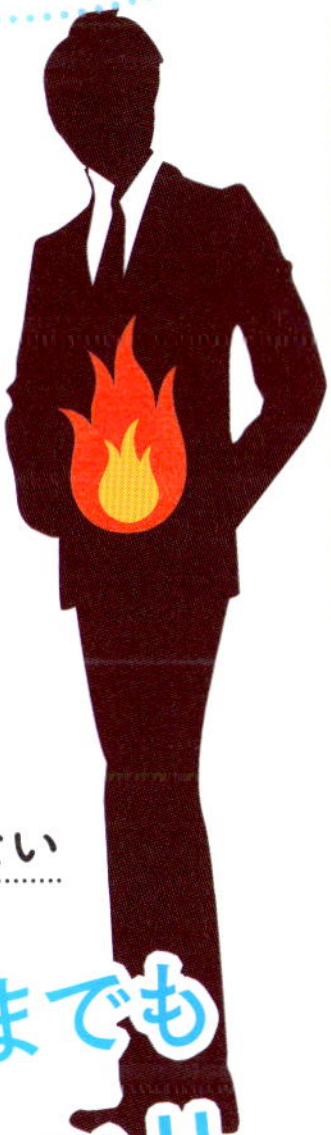

- 疲れない
- 太らない
- 病気にならない

いつまでも若々しい!!

1つでも当てはまる人は
要注意！

代謝の悪い体

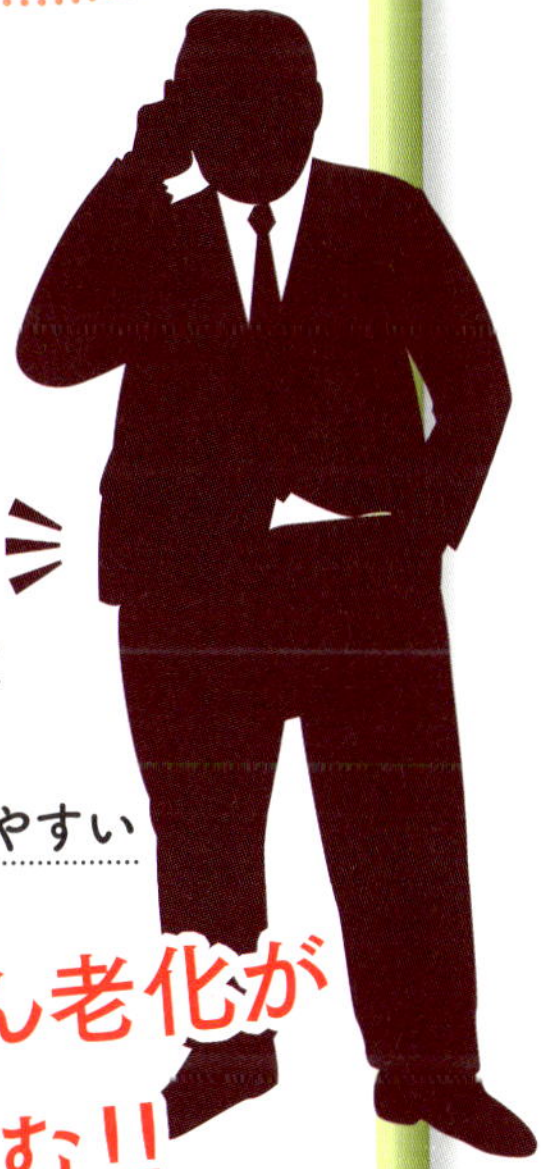

- 疲れやすい
- 太りやすい
- 病気になりやすい

どんどん老化が進む!!

02 まずは「体の糖化」に気をつけよう

代謝のいい「若い体」をつくるポイントがあります。体に悪影響を及ぼす5つの要因を取り除くことです。

1、「体の糖化」を防ぐ。 糖化とは、血液中にあふれた糖が体内のたんぱく質と結合し、変質すること。「細胞のこげつき」と考えるとわかりやすいでしょう。

2、「塩害」を防ぐ。 体内の塩分が過剰になると、細胞のミネラルバランスが崩れ、代謝異常が起こります。

3、「冷え」を取る。 代謝が低下すると、体の冷えが起こります。それが常態化すると冷え性になります。

4、「腸の汚れ」を落とす。 免疫力は「腸内環境」の状態に大きく左右されます。便秘になると、腸内に悪玉菌が増えて、免疫力が下がってしまうのです。

5、「体内毒素」を消す。「活性酸素」と呼ばれる毒素や、食品添加物、魚介類に含まれる水銀やヒ素、農薬などの有害物質が、老化を早める要因となります。

体は、食事で摂《と》った糖質や脂肪に、酸素を反応させてエネルギーをつくります。「酸化」です。この過程で、体に有害な「活性酸素」が生まれるのです。

病気になるのも健康になるのも、栄養しだい――。頼りになるのは、やはり「食べ物の力」なのです。

40歳から「若い体をつくる」5箇条

この5つのポイントに気をつけよう！

1「体の糖化」を防ぐ

炭水化物と上手につき合おう！

2「塩害」を防ぐ

「おいしい野菜・果物」をたくさん食べよう！

3「冷え」を取る

鶏肉、青魚、鮭、卵……良質のたんぱく質を摂ろう！

4「腸の汚れ」を落とす

発酵食品、乳製品を摂って、善玉菌を増やそう！

5「体内毒素」を消す

「7色の野菜パワー」でデトックス！

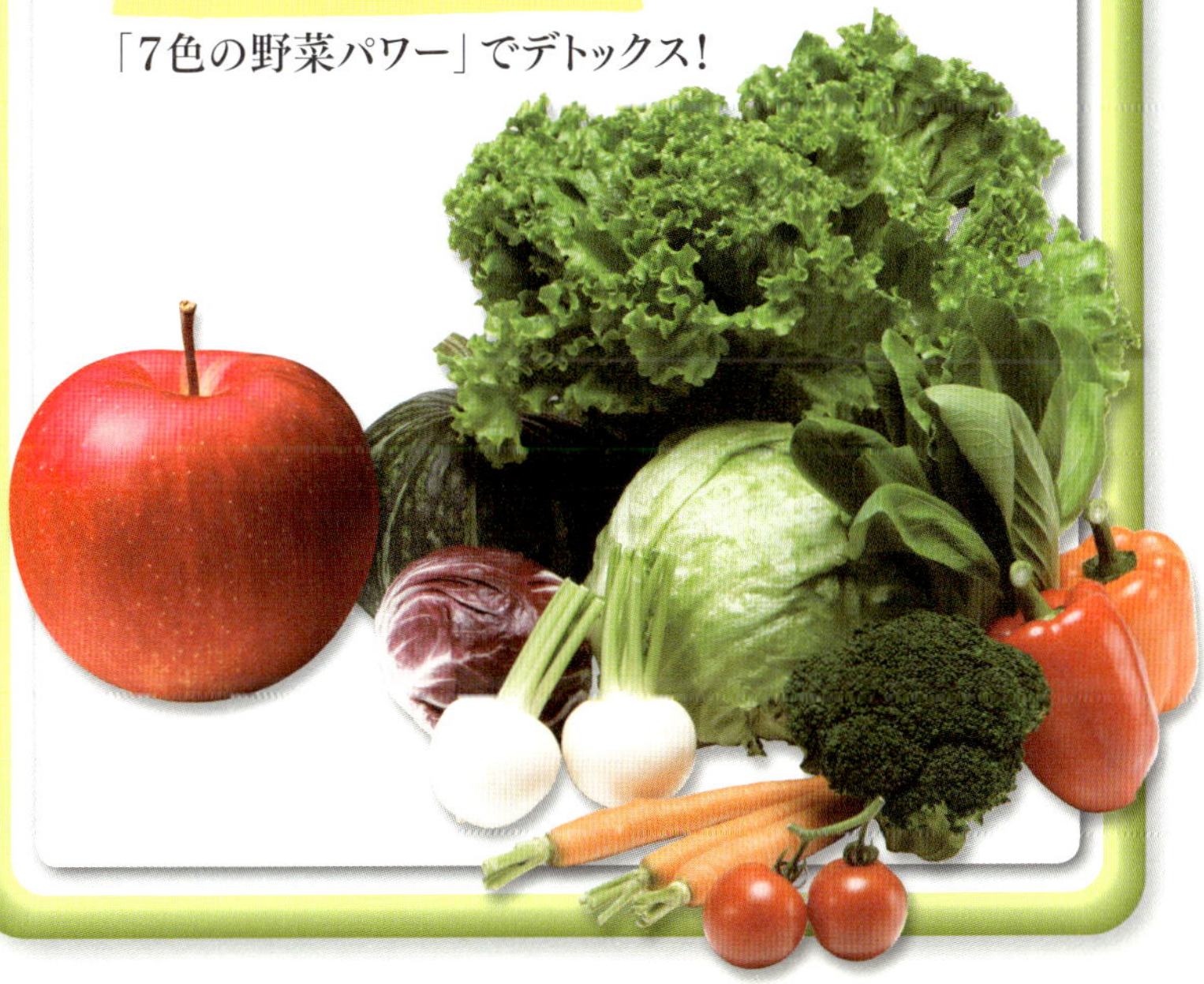

03 40歳から「食べ方を変える」最大の理由

40代になると「体を支えるエネルギー源」が切り替わります。

幼年・少年期の体は、糖質をエネルギー源として細胞分裂を繰り返すことで成長していきます。その仕組みは、生物の糖代謝の最も基本的なもので、「解糖系《かいとうけい》」と呼ばれます。筋肉、皮膚、神経、赤血球、精子など、分裂が盛んな細胞の活動源は、解糖系なのです。

一方、休むことなく働き続ける脳や心臓をはじめとした臓器の活動源は、細胞の構成成分のひとつであるミトコンドリアの働きによるものです。これを「クエン酸回路」と呼びます。

ミトコンドリアはひとつの細胞に1個から数千個存在しますが、40歳前後になると食習慣の乱れや運動不足などによって減少していきます。それなのに、旺盛な食欲、ごはんやパン、甘いものなど、糖質依存の食習慣を続けていると、解糖系から、ミトコンドリア系への切り替わりがうまくいかなくなります。

糖質依存の食習慣は体とミスマッチを起こすようになり、**代謝異常の原因となる**のです。ここに「40歳からは食べ方を変える」最大の理由があります。

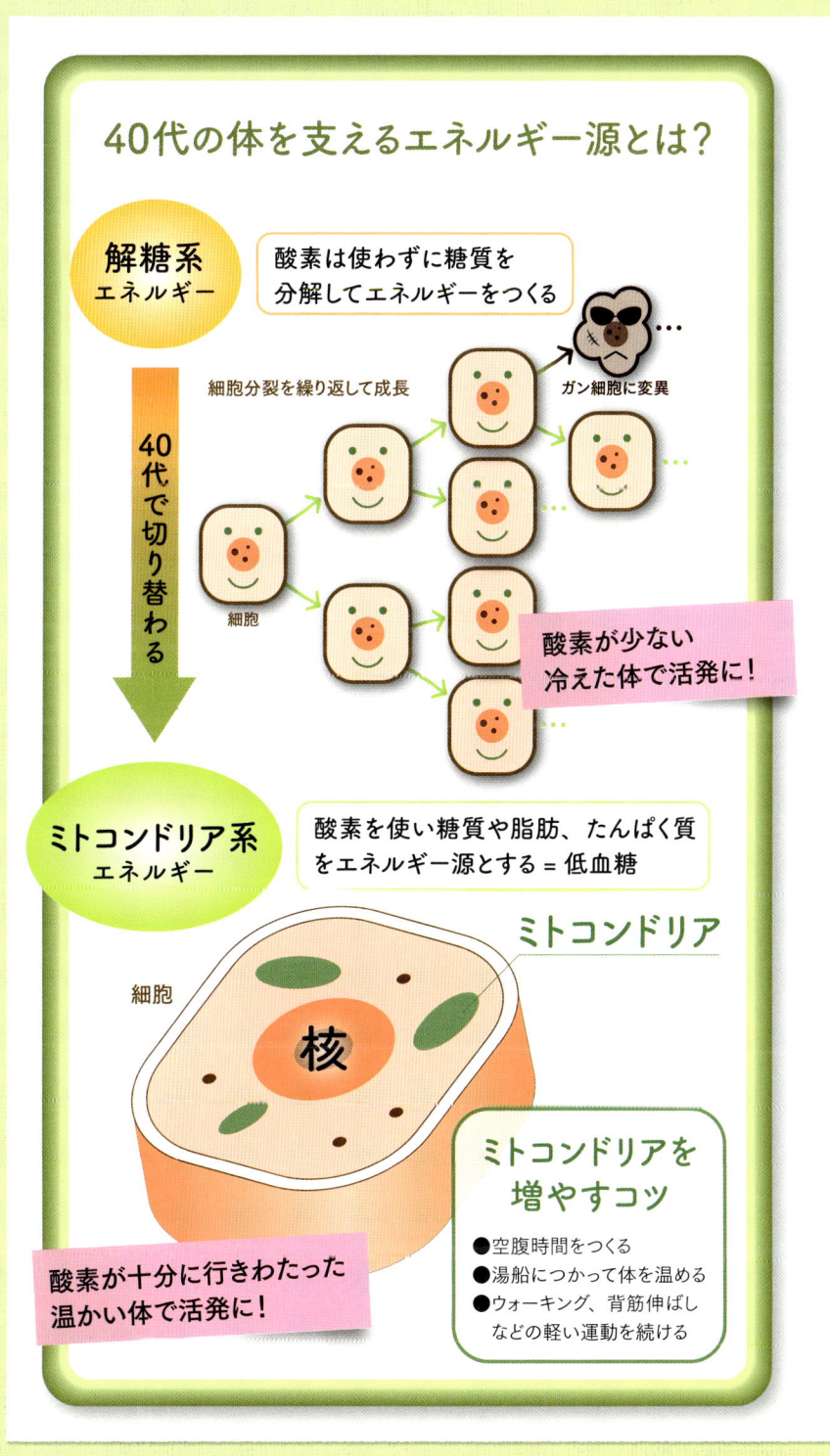

40代の体を支えるエネルギー源とは？

解糖系
エネルギー

酸素は使わずに糖質を
分解してエネルギーをつくる

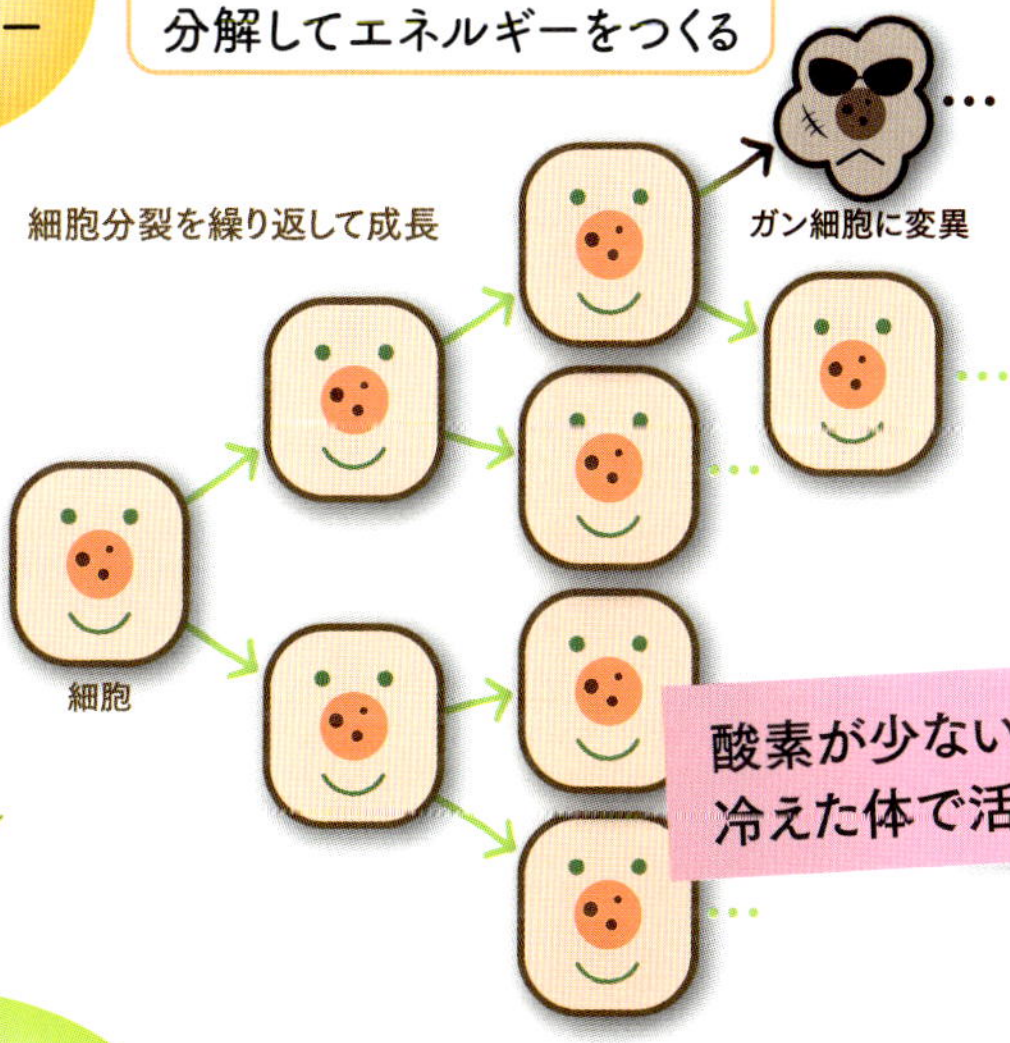

酸素が少ない
冷えた体で活発に！

40代で切り替わる

ミトコンドリア系
エネルギー

酸素を使い糖質や脂肪、たんぱく質
をエネルギー源とする＝低血糖

酸素が十分に行きわたった
温かい体で活発に！

ミトコンドリアを増やすコツ

- 空腹時間をつくる
- 湯船につかって体を温める
- ウォーキング、背筋伸ばしなどの軽い運動を続ける

04 りんご、納豆、じゃがいも……私がすすめる30品目

では、40代になったら「何を、どう食べればいい」のでしょうか？

私が推奨する「40歳からの体を支える日常食材」の数は、「**1週間で30品目**」です。

左図に示したように、穀類、肉、魚介、野菜、種実、果物、豆、きのこ、いも、海藻、卵、乳製品、油脂、飲料、調味料の15種の食材群から選びます。それぞれの食材の「栄養の個性」が相乗効果となり、**40代の体を甦らせる**のです。

毎日摂りたい食材もありますが、基本は週に2～3回程度の摂取があれば日常食材とします。

一方で、同じ食材でも食べ方しだいで薬にもなれば毒にもなる場合がありますから、なかには3回以下に制限する食材もあります。

これら30品目の日常食材を食習慣の核にし、多種多様の食材を組み合わせます。それによって、人生後半の体に不可欠な栄養素が効率よく摂取でき、**代謝の正常化**もはかれるのです。

各食材の栄養分や効能については、4章で詳しく紹介します。

40歳からの「体を支える」日常食材

種類	品目	糖化を防ぐ	塩害を防ぐ	冷えを取る	腸の汚れを落とす	体内毒素を消す
穀類	白米			●	●	
	玄米	●		●	●	
肉	牛・豚			●		
	鶏			●		
魚介	鮭			●		●
	青魚			●	●	●
	牡蠣		●	●		
野菜	大根	●	●		●	●
	にんにく		●	●		
	トマト	●			●	●
	ブロッコリー	●	●		●	●
	にんじん		●		●	●
	キャベツ	●			●	●
	玉ねぎ	●			●	●
種実	ゴマ			●		●
果物	りんご		●	●	●	●
	レモン			●		●
	ぶどう					●
豆	納豆		●	●	●	●
	大豆			●		●
きのこ	椎茸			●		
いも	じゃがいも		●	●	●	
海藻	昆布		●		●	
卵	鶏卵			●		●
乳製品	ヨーグルト			●	●	●
油脂	オリーブ油				●	●
	ゴマ油			●		●
飲料	緑茶					●
調味料	蜂蜜			●	●	
	酢			●		●

※週に２～３回摂ればよい。　※特徴的な効用のみを掲載。

05 「老けない、太らない、病気にならない」済陽式食習慣

40歳から若くなる食べ方――それが済陽《わたよう》式食習慣です。

ルールはたったの3つですが、実行すれば、早い人は**1週間で体に変化が現れます**。たとえば、疲れが溜《た》まりがちだった人も、「一晩、睡眠を取れば体が軽くなる」といったことが実感できます。

これは、私が10年前から指導を始めた、ガン患者さんのための食事療法を土台としています。

私は消化器外科医として40余年にわたり、およそ2000例にも及ぶガン手術を行なってきました。その経験から、ガンになる人には「肉食中心、野菜不足、塩分過多」といった共通の食習慣があることがわかりました。

ガン体質から脱却するための食事療法とは、簡単に言えば、代謝を上げる療法で、8つの決まりがあります。

①塩分制限――かぎりなく無塩に近づける
②動物性たんぱく質と脂肪を制限する
③野菜、果物を大量に摂る
④主食は玄米や胚芽米《はいがまい》にし、いもや豆類も摂る
⑤ヨーグルト、きのこ、海藻を摂る
⑥蜂蜜、レモン、ビール酵母を摂る

40歳から「若くなる食べ方」3つのルール

「1日3食」を、できるだけ**同じ時間**に摂る

「1週間に30品目」を**バランス**よく摂る

「**食べる順番**」を守る

⑦油はオリーブ油《オイル》、ゴマ油、ナタネ油にする
⑧自然水を飲む

患者さんに対して、半年から1年を目途にこの8つの決まりを厳守するよう指導します。

指導を始めて10年あまりですが、治療実績は400例を超え、総計で6割半ばの有効率をあげています。食事療法が奏功しやすい乳ガンや前立腺ガン、悪性リンパ腫は、7〜8割の確率で病巣《びょうそう》が消えています。

食事療法によって、免疫力や人間が本来持っている**自然治癒力を高めて、病気に負けない強い体につくり変えていく**のです。

ガンは生活習慣病です。そのガンに有効なのですから、糖尿病やメタボなどに効果があるのは当然です。体内環境が大きく変わる、40代にこそ必要な食事法なのです。

06 縄文食

——日本人の免疫力を高める「日本の伝統食」

済陽式食習慣の原点は「縄文食《じょうもんしょく》」にあります。健康な食生活を追い求めていくと、必ず「昔ながらの食事」にたどりつきます。

私は、古代から日本人が食べてきた食事内容を「縄文食」と呼んでいます。日本人の伝統食は「**玄米菜食とシーフード**」です。

伝統食は、人類がその長い歴史のなかで疾病《しっぺい》に苦しめられるなど、身をもって体験・学習し、その克服のために探り当てた貴重な結論です。そのポイントは、十分に消化・吸収しうる食事量の摂取、食材の栄養を生かした食事をすることに尽きます。

食べすぎも人生を壊す病の原因になるのです。

食料調達の歴史を紐解くと、新石器時代や縄文期は漁《ぎょ》労《ろう》・採取の時代、やがて農耕栽培期に移り、さまざまな食材が工夫されてきました。

私たちの体になじんだ食材が、今日の私たちの体を形づくってきたのです。

こうした観点から、「何を食べ、どう生活すれば、人間は健康でいられるか」を模索してきた私に、「**縄文食＝自然食＝免疫力向上**」という確信が深まりました。

健康は、日本の伝統食でつくる

「縄文食」とは?

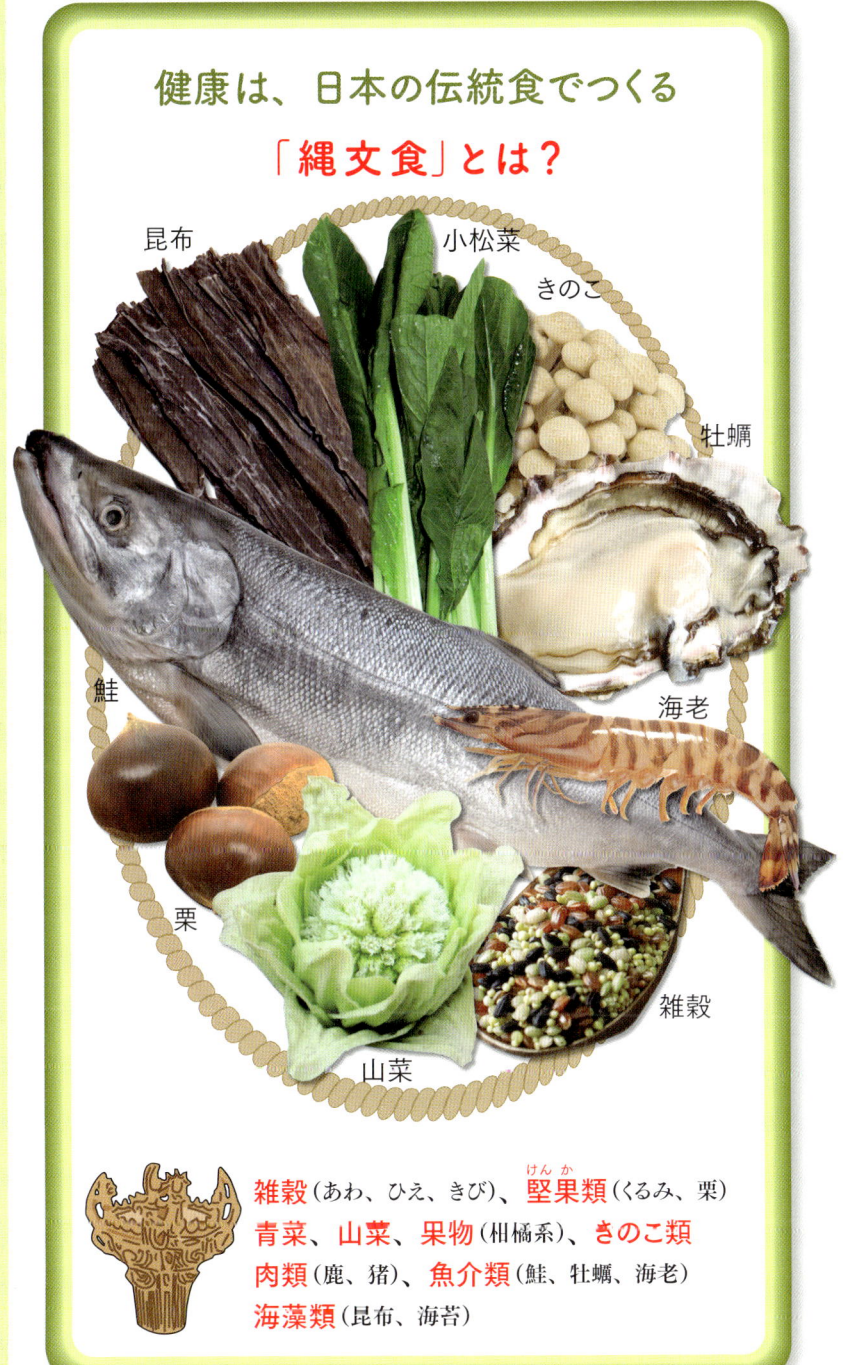

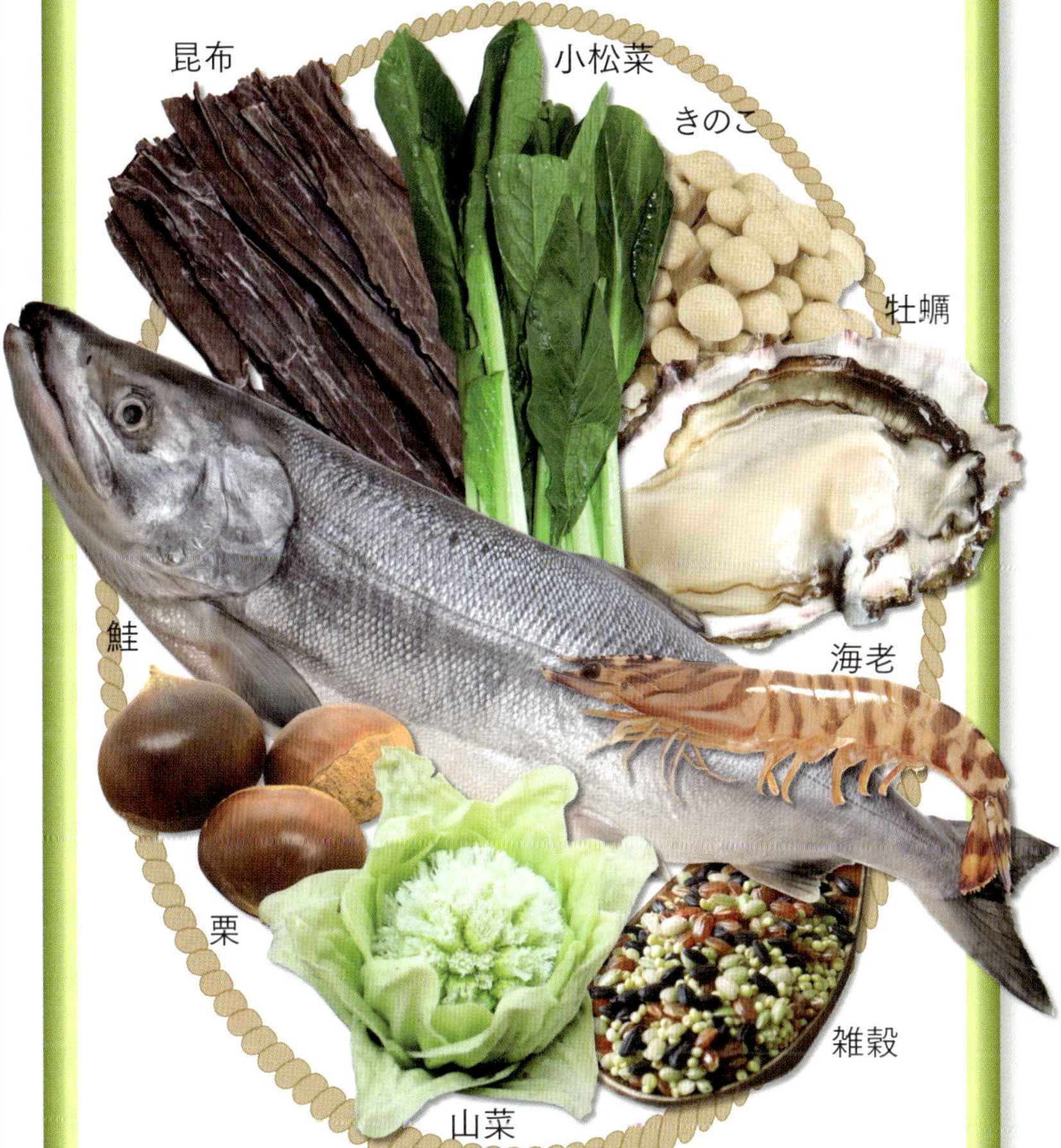

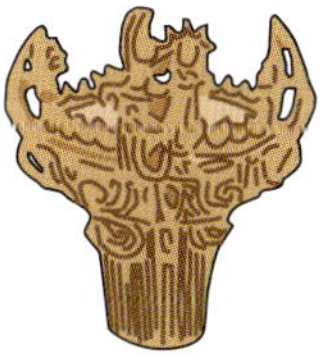

雑穀（あわ、ひえ、きび）、**堅果《けんか》類**（くるみ、栗）
青菜、**山菜**、**果物**（柑橘系）、**きのこ類**
肉類（鹿、猪）、**魚介類**（鮭、牡蠣、海老）
海藻類（昆布、海苔）

07 長寿遺伝子をオンにする食べ方

長生きできる人、できない人の違いがあります。

長寿遺伝子（サーチュイン遺伝子）のスイッチが入っている状態か、そうでないかの違いです。

長寿遺伝子は細胞内に存在します。そのスイッチをオンにするには、どうすればいいのでしょうか？

それは、**食事のカロリー量を減らす**ことです。

カロリー量が減る状態が続くと、体は栄養分が足りない危険な状態と判断し、眠っていた長寿遺伝子にスイッチを入れます。

スイッチがオンになった長寿遺伝子は、細胞の劣化を防ごうと活性化して、体の老化を抑えて若返りをはかります。

研究では「腹七分」が最適条件になっていますが、あまり厳しく制限すると栄養素が全身に行きわたらなくなり、かえって健康障害を起こします。

日本には、「**腹八分に医者いらず**」という格言があります。腹八分目は満腹感をもとにした物差しですが、適切な摂取カロリー量も意味しています。

40歳からは、1食あたりの量を「腹八分目」に抑えるのが基本です。

「一汁三菜」を基本にしよう

主菜（1品）

肉や魚は、手のひらに乗るくらいの量（80～100グラム）。卵なら1個、豆腐なら半丁。

副菜（2品）

1品は必ず野菜にする。
豆やいも、きのこ、海藻も摂ろう。

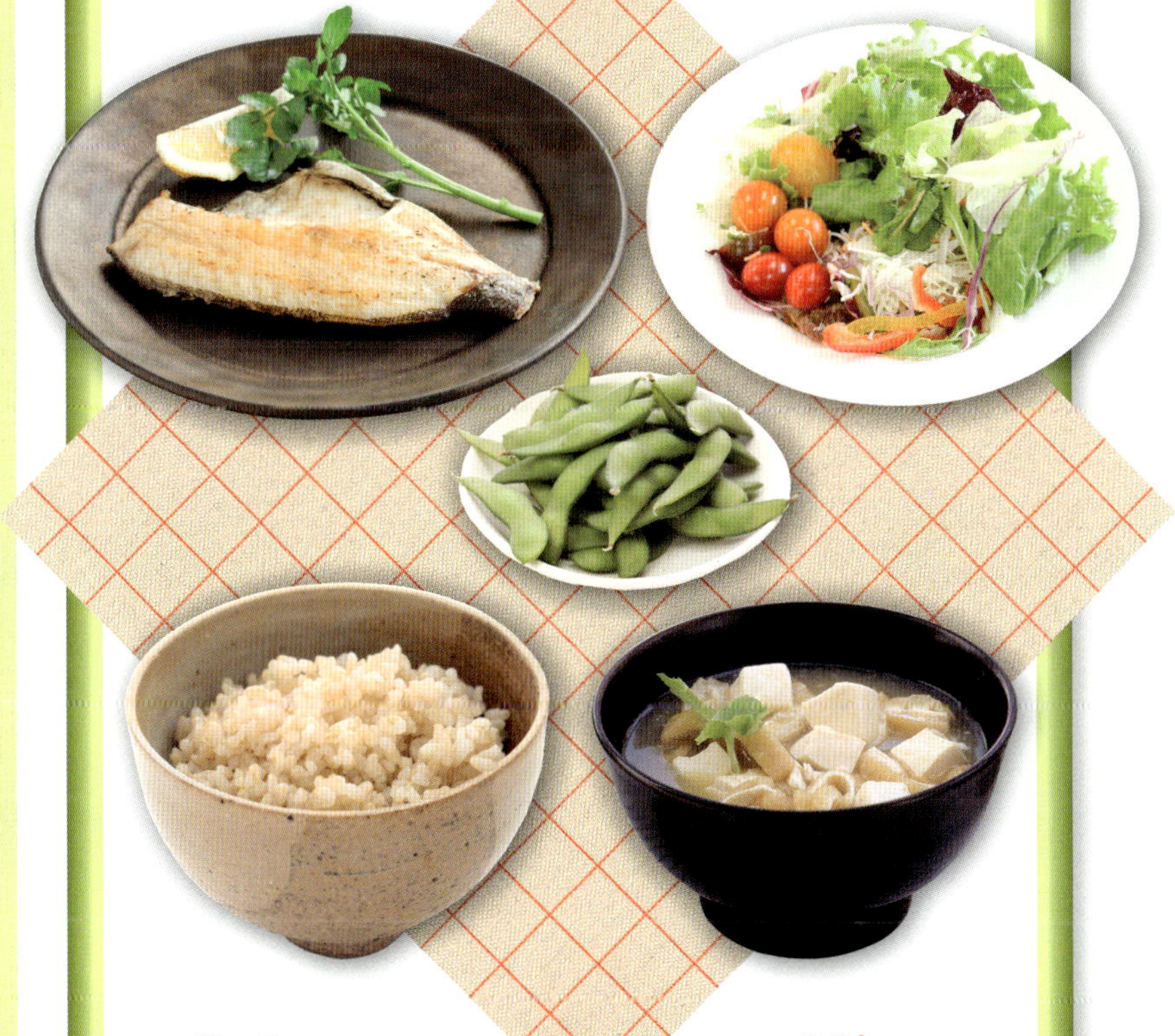

主食（ごはん1膳）

玄米、胚芽米がおすすめ。

みそ汁

野菜類を具にも使えば、
多くの量が簡単に摂れる。

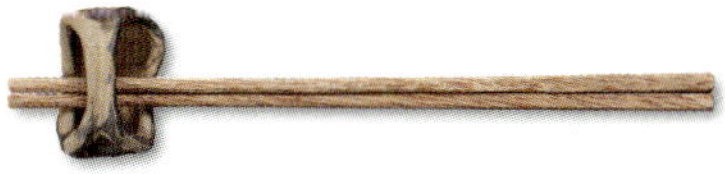

08 最低限、朝食だけは「同じ時間に摂る」

体は、「体内時計」の働きで食事のリズムを記憶します。体内時計は、朝になると目覚めて夜になると眠くなるように、時間の変化に合わせて体のさまざまな機能を絶妙に調節する仕組みです。

朝日を浴びると、1日を始める体のスイッチが入り、セロトニンなどが分泌されます。決まった時間に摂る朝食の刺激で、胃や腸、肝臓などさまざまな器官が正常に動きだすのです。

朝日と朝食がセットになることで、体の仕組みは最適なリズムを刻みます。**とくに、朝食は大切**です。

朝食を抜くと第一に、昼食や夕食の量が多くなり、その分、腹持ちのよい糖質の摂取が増えます。長時間の空腹後の体では、乾いた砂が水を一気に吸い込むように糖の吸収が進み、血糖値が上がってしまいます。

また、基礎代謝も低下します。

代謝のなかでも**基礎代謝は、生命活動そのもの**。呼吸や体温の調整など、根源的な生命活動を維持するのに必要な最小のエネルギー消費です。

基礎代謝が維持されるからこそ、寝ているときでも心臓が動き、脳も働き、血液も体内をめぐり続けるのです。

「3食を規則正しく」摂ろう!

朝食

毎朝、同じ時刻に摂る。
1日の質は朝食で決まる!

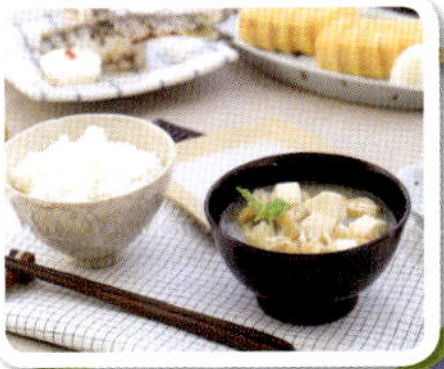

昼食

朝食から4時間は
あける。しっかり食べて
エネルギー補給。

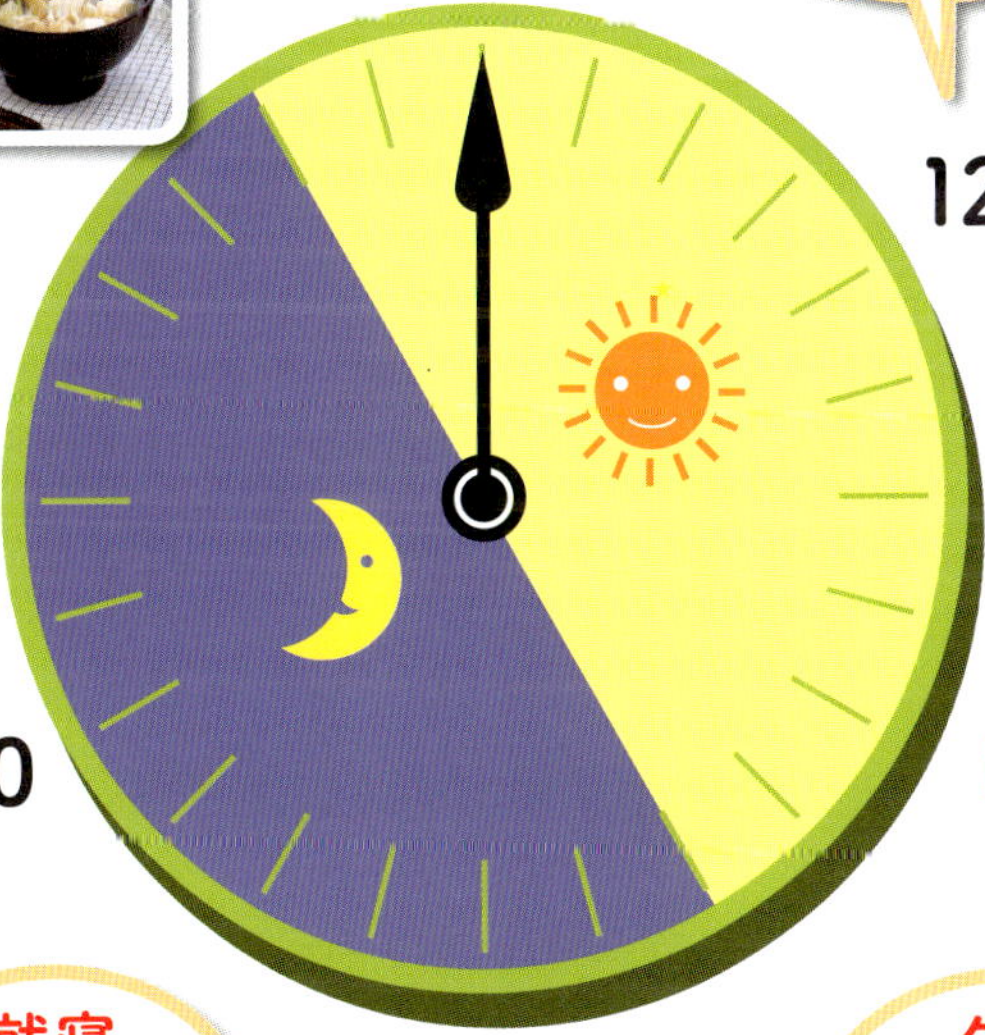
8:00
12:00
15:00
間食
20:00
0:00

就寝

夕食後、3〜4時
間あけて寝る。

夕食

遅くても21時まで
には終える。

朝食が1日のリズムをつくる!

体内時計は脳にある主時計と、全身の細胞にある末梢《まつしよう》時計の2種類がある。起床後、2時間以内に朝食を食べることによって、末梢時計はリセットされ、主時計と同じリズムを刻む。

09

「朝・昼・夕の食事バランス」を変えてみる

食習慣で正したいのが、昼食と夕食の常識です。

一般に、昼食は軽視されがちです。とくに男性は、仕事が忙しいからと、糖質主体の丼物や一皿盛りの食事に偏る傾向があります。しかし、こうした食事は栄養素が偏り、かえって体に負担を強《し》いる食事になるのです。

私の場合は、仕事柄、朝食を重視しますが、一般的には1日3食のうち、**質・量ともにもっとも重視したいのは昼食**です。日中はバリバリ活動するために、**たんぱく質をメイン**に、栄養バランスのよい食事でエネルギー源を補充します。脂肪の多い食材も、昼食で摂ります。

一方、夕食は重視しすぎる傾向があります。夕食で一番ボリュームのある食事をする人がほとんどでしょう。ところが、**夜は吸収効率のよい時間帯**ですから、体は太りやすくなっています。

夕食後の活動量はきわめて少なく、あとは寝るだけです。過剰に摂り込んだ栄養素は使いきれずに、体脂肪として溜め込まれてしまうのです。

夕食では、**糖質と脂肪、そして全体のボリュームを少なめにする**必要があります。たんぱく質と、食物繊維を多く含む野菜などをメインにするのがおすすめです。

ある日の私の食事メニューを紹介

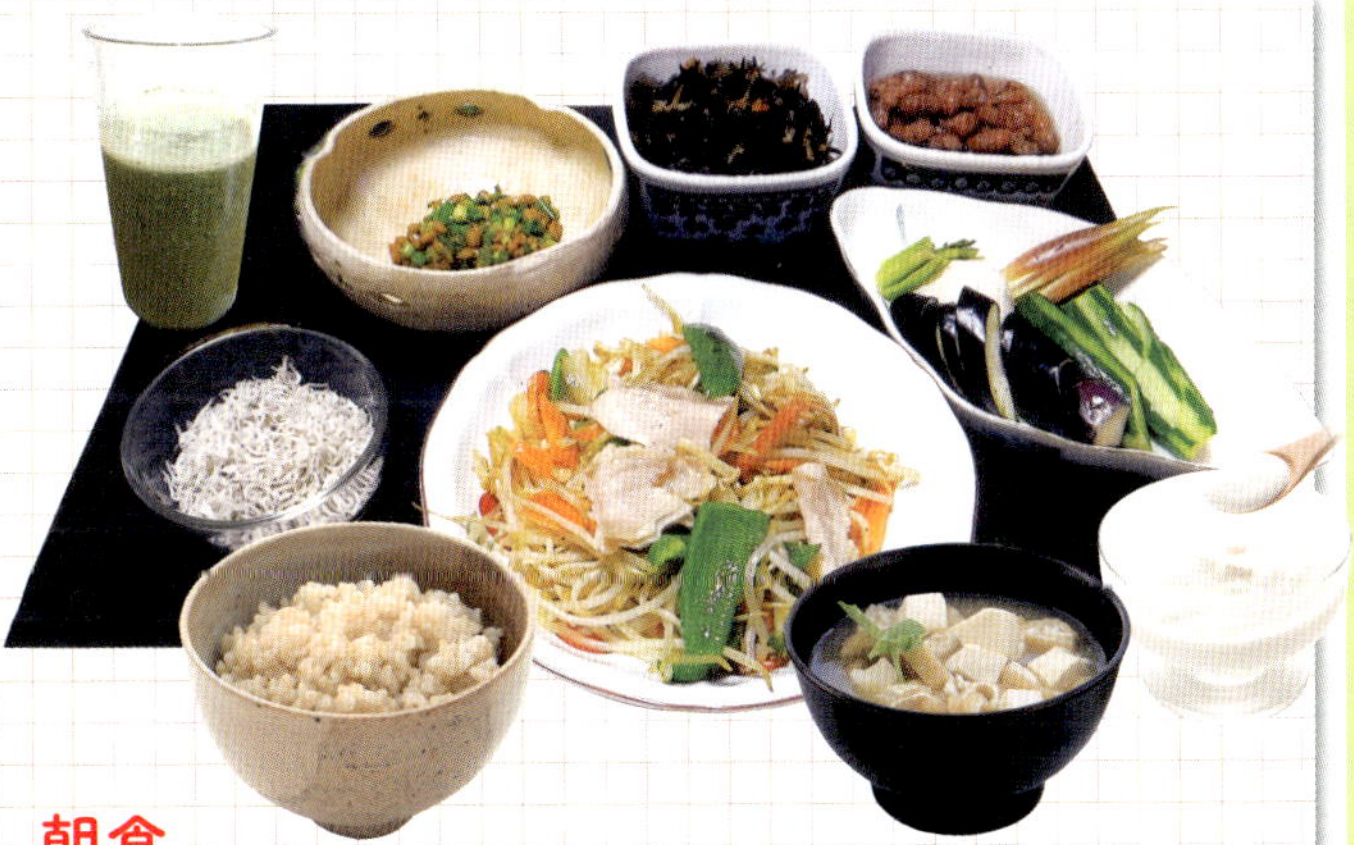

朝食

この日は、ごはん、みそ汁、納豆、ひじき、煮豆、しらす、ぬか漬、野菜炒め、ヨーグルト、野菜・果物ジュースといったメニュー。

昼食

私は15年来、りんご1個とヨーグルト500グラムだけ。糖質、脂肪、たんぱく質、ビタミン、ミネラル、食物繊維がしっかり摂れる、合理的なメニューです。

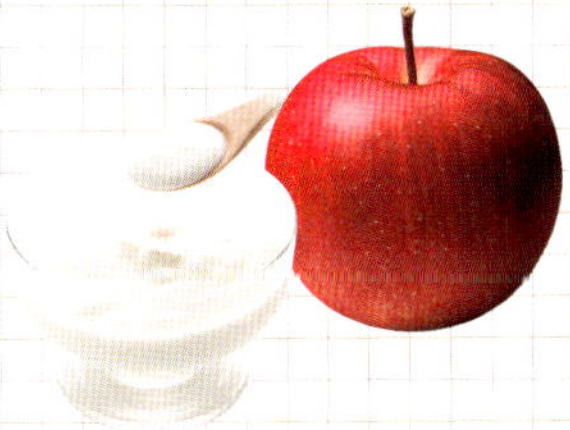

夕食

会食が多いので、制限はゆるやかに。肉は週に2回程度。冬は、鍋物が多い。

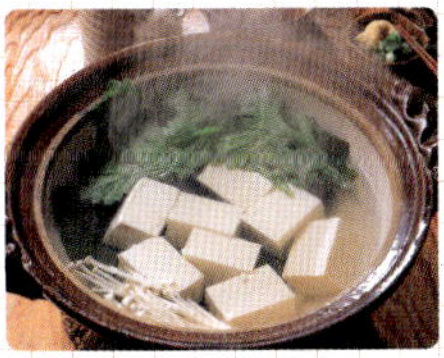

この食事のお陰で、
体調はすこぶるよく、視力も良好！

10 「まず野菜から食べる」——中年太りを防ぐ法

「食べる順番は野菜から」——。

糖尿病や中年太りを防ぎ、健康生活を送るためのもっとも簡単で、効果のある食べ方と言えるでしょう。

野菜から食べる食べ方であれば、血糖値の上がり方をゆるやかにすることができます。

食物繊維には、**糖を吸着する働き**があります。体が必要とする以上の糖は食物繊維に吸着され、便となって排泄されます。**脂肪を吸着する作用**もあり、主菜の肉などの脂肪の吸収を抑えます。それに、副菜や主菜で満腹感が早く得られるため、食べすぎの防止にもなります。

ごはんを食べるまで、できるだけ間を置くことも大切です。ごはんは糖のかたまりのような食材。いきなりごはんを口にすれば、血糖値は急激に上がっていきます。

血糖値の急上昇は、膵臓《すいぞう》からのインスリンの大量分泌を促します。習慣化すると、膵臓が疲弊《ひへい》します。疲れきった膵臓は働きが低下しますから、インスリンの分泌力も減退して、糖尿病のリスクをどんどん高めてしまうのです。

今すぐ食べ方を変えましょう。1カ月も続けると、体脂肪の減少、血糖値の低下が明らかに見られます。

あなたは何から箸《はし》をつけますか？

野菜などの副菜から食べはじめ、みそ汁、主菜と箸を移していく。最後に、主食のごはんを食べるといい。

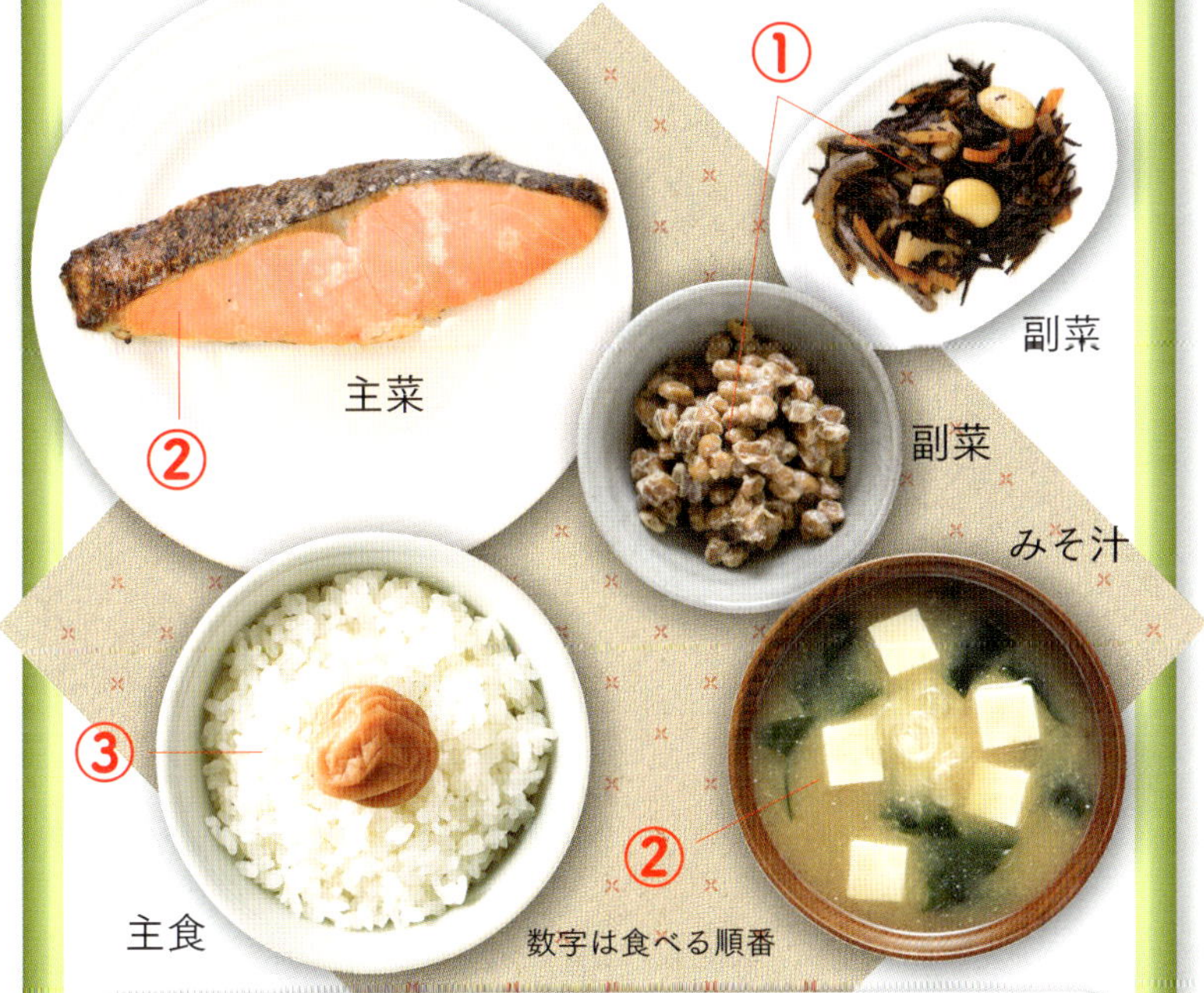

□ 野菜を先に食べる

糖質の多いかぼちゃ、いも類、砂糖を使った料理は後回し。

□ 一度の食事に最低20分かける

「お腹いっぱい」という信号が脳の満腹中枢に送られるまで、およそ20分かかるため。

□ かむ回数を多くする

消化がよくなり、食欲の抑制、血糖値の急上昇を防ぐ。
また、脳が刺激されて血流がよくなり、ボケ防止にも役立つ。

column

「朝の納豆」が体をリセットする

日本人の伝統的な朝食と言えば、ごはんに納豆です。

ごはんのでんぷんには食物繊維が豊富です。**食物繊維は、発酵食品の納豆との相性が抜群**。納豆に含まれる酵素の働きと合わさって腸を整え、排泄力を高めます。

しかし、白米は精製されているため、ビタミン群などの栄養素が不足します。

精製とは、食べにくい部分や見た目の悪い部分を取り除き、純度の高い製品にすることを言います。この部分に、ビタミンB群やミネラルが豊富なのです。その足りない栄養素を、納豆が補ってくれるわけです。

ビタミンB群は体内に溜めておけないので、毎日、食事でこまめに摂らなくてはなりません。

糖と一緒にたんぱく質を摂ると、脳や体に**その日を快適に過ごすためのスイッチ**が入り、体のさまざまな機能がリセットされます。

ごはんと、納豆の組み合わせは、日本人の知恵が込められた伝統的な朝食なのです。

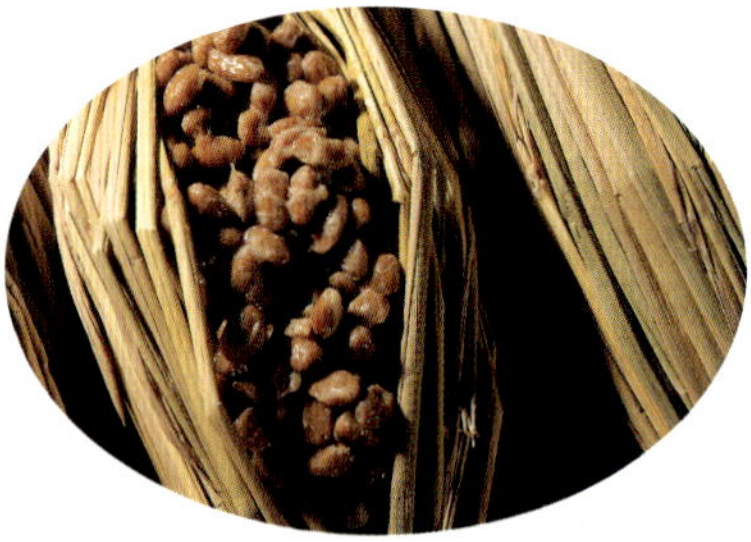

2章

やせる食べ方

——体の「糖化」と「塩害」を防ぐ

01 40歳からは「炭水化物」と上手につき合う

ここ数年、ごはんやパンなどの炭水化物、つまり、糖質の摂取量を減らすダイエット法が注目されています。ダイエットとなると極端に走りやすいもので、糖質はいっさい口にしない、という人も少なくありません。

しかし、**糖質を極端に減らすのは注意が必要**です。

糖質を摂らずに短期間で急激に体重を減らすと、体は脂肪だけでなく、筋肉のたんぱく質から糖をつくろうとします。すると、筋肉量が減り、基礎代謝も落ちます。

筋肉が減るとその分、体脂肪に置き換えられ、かえって肥満体型になってしまいます。

せっかく糖質を制限して減量の成果を見ても、ダイエット後に体脂肪が増える悪循環に陥りやすいのです。同時に、基礎代謝も落ちますから老化が進んでいきます。

ダイエット目的でなく、血糖値コントロールのための糖質制限でも同じです。

糖質の過剰摂取は健康を害す要因に違いありません。だからといって、ごはんやパン、甘いものをやめたり、減らしたりすればよい、というものでもありません。

糖質との上手なつき合い方が、健康寿命を延ばす鍵、そう肝に銘じておいてください。

そもそも「糖質」ってなに？

ごはん類　　麺類

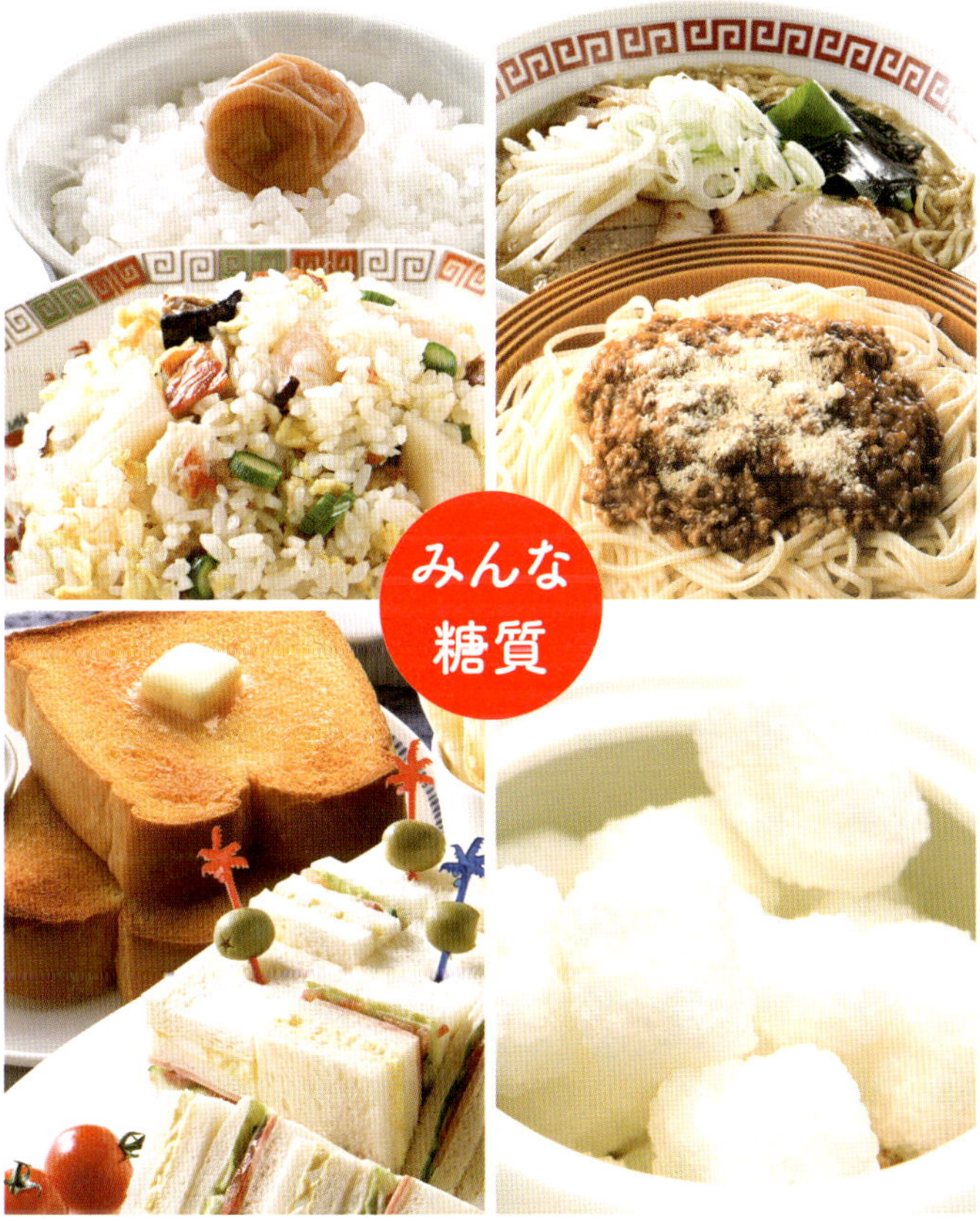

パン　　糖類

糖質とは、炭水化物のこと。

（でんぷん、砂糖、ブドウ糖など）

02 まずは「BMI値25未満」を目指そう

中年太りは、「カロリーの摂取量が消費量を上回ることで起こる」、というのが定説でした。最近は、むしろ**高血糖の影響が大きい**、と考えられています。

糖質の過剰摂取で血液中にあふれたぶどう糖が、インスリンによって体脂肪として細胞内に取り込まれることで肥満が起こるのです。とくに、食後に血糖値を急上昇させるＧＩ値（グリセミック・インデックス）の高い食材に、おもな原因があります。

肥満度を示す指標には、「ＢＭＩ値（体格指数・Body Mass Index）」が使われます（左図参照）。

ＢＭＩ値25以上は危険水域です。糖尿病の発症リスクの危険値であり、ガンの発症率も高まります。

国立がん研究センターの調査によれば、大腸ガンの場合、ＢＭＩ値25未満（普通・やせレベル）の発症率を１とすると、ＢＭＩ値30以上（過度の肥満）では１・５倍になります。乳ガンの発症率も、ぐんと上がります。

ＢＭＩ値が普通レベルであれば、人生を壊す病はもちろん、ほかの生活習慣病にもなりにくいとされています。

日々、**BMI値25未満、普通レベルの体づくりを心がける**ことが、人生後半を上質なものにするのです。

あなたの肥満度をチェック!

$$\text{BMI値} = \frac{\text{体重(kg)}}{\text{身長(m)} \times \text{身長(m)}}$$

肥満度を表す指数

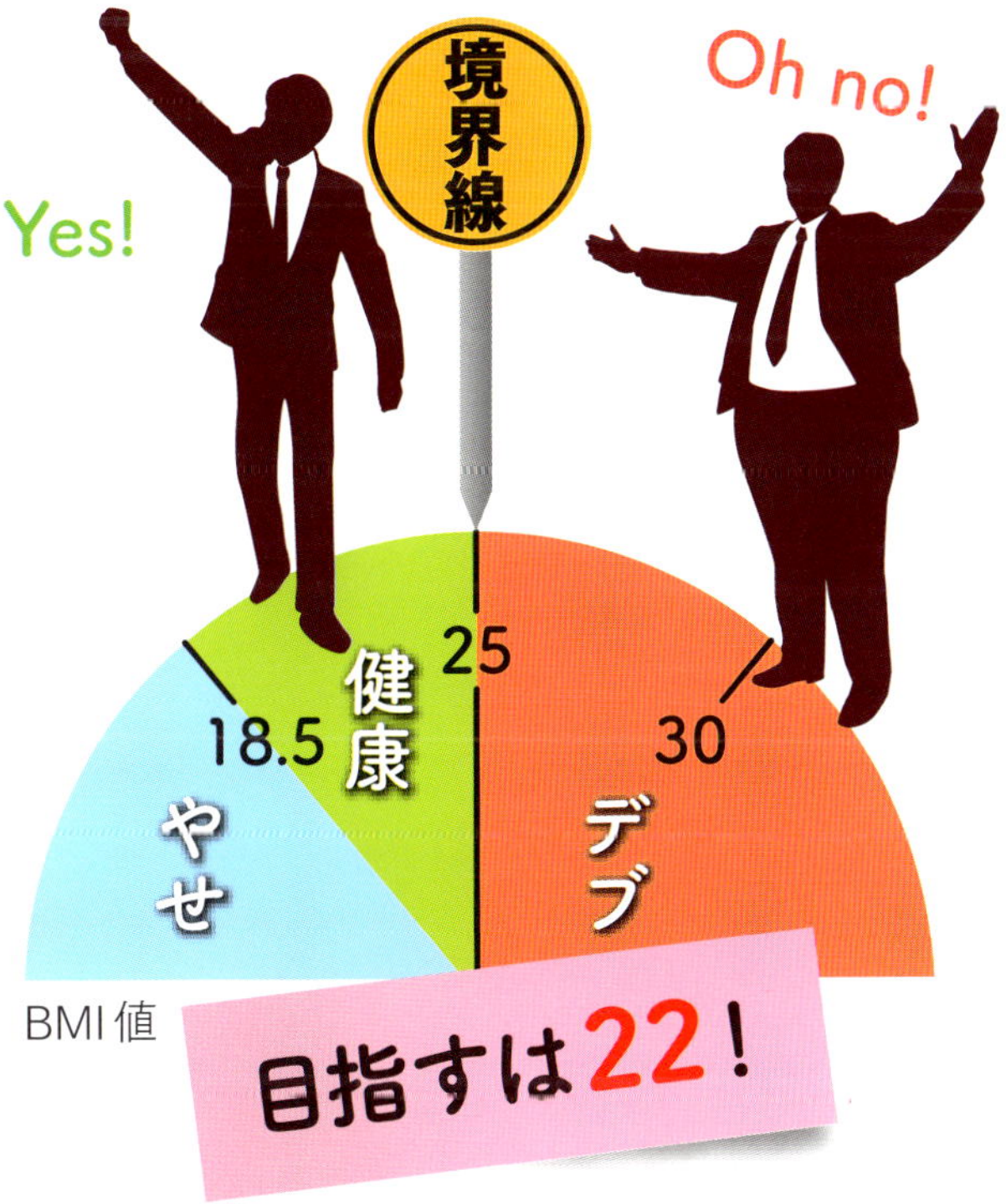

03 HbA1c「高血糖」に注意しよう

40歳から、もっとも気をつけたい健康指標が「血糖値」です。それも、過去1～2カ月の血糖の平均状態を示す数値**「HbA1c（ヘモグロビン・エーワンシー）」に注意が必要**です。

ＨｂＡ１ｃは糖尿病診断に用いられ、また検診でも重視される指標です。この数値をコントロールすることで、人生を壊す病のリスクが大幅に低減します。

ＨｂＡ１ｃの値が6・9パーセント（NGSP値）を超えると、糖尿病が強く疑われます。

日本の糖尿病人口は1割強もあり、世界6位の糖尿病大国。**5人に1人が、糖尿病予備軍といえる「高血糖」**と推定されます。糖尿病は「国民病」なのです。

糖尿病になっていなくても、ＨｂＡ１ｃが高いままの状態が続けば、血管の脅威になります。血管内皮が傷ついたりもろくなったりして動脈硬化を引き起こすのです。症状が進むと血管が詰まる、破れるといった障害が起こりやすくなって、脳卒中や心疾患のリスクを高めます。

動脈硬化もやはり国民病で、男性は40代から発症が多くなり、女性だと閉経後の45歳以降が「適齢期」と言えます。

「HbA1c」に気をつけよう！

HbA1c（ヘモグロビン・エーワンシー）とは？

赤血球のヘモグロビンが血液中の
余分なぶどう糖と結合したもの。

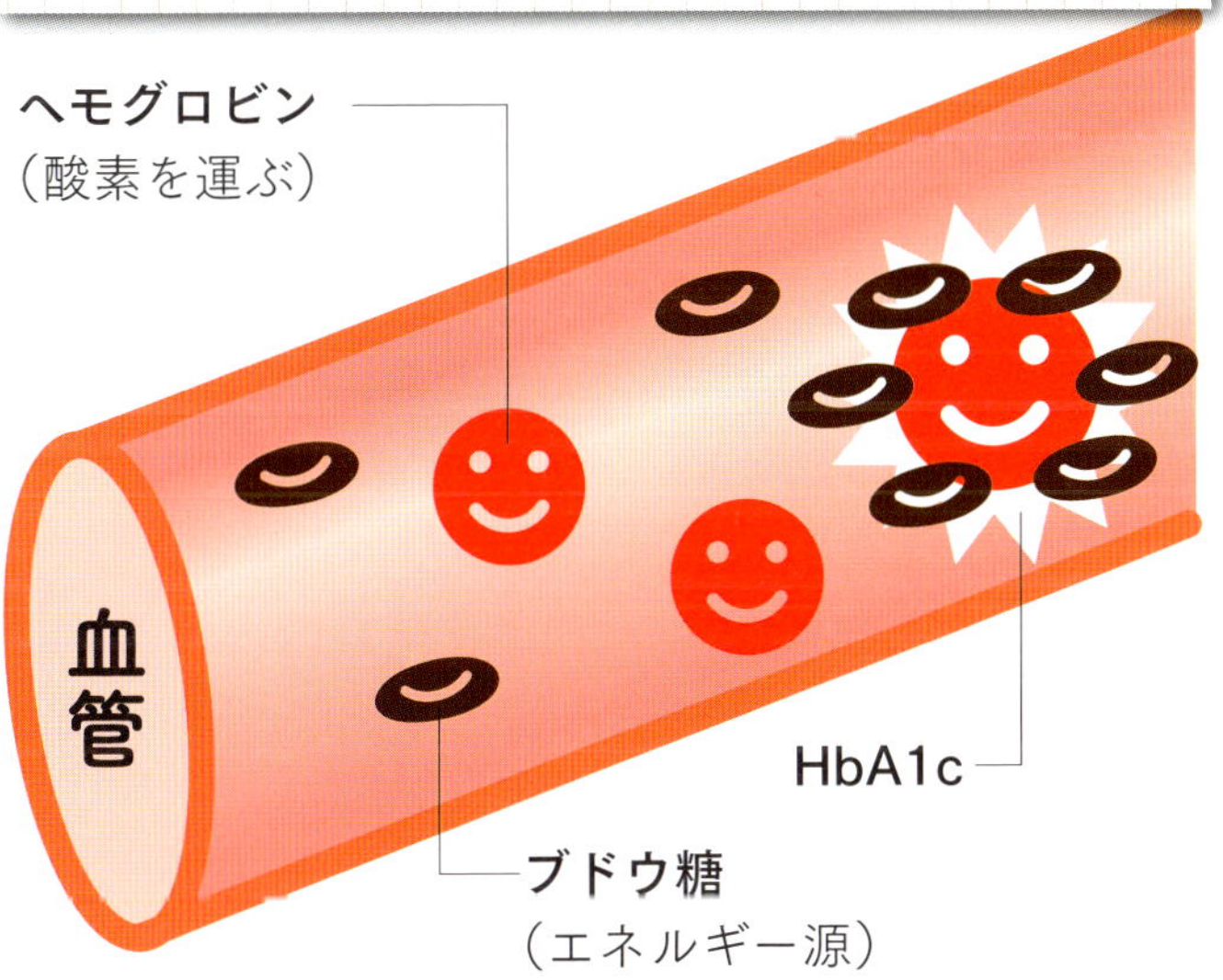

この基準値を知っておこう

指標		HbA1c（%）
優		6.2 未満
良		6.2 ～
可	不十分	6.9 ～
可	不良	7.4 ～
不可		8.4 以上

※数値は、NGSP値（国際標準値）

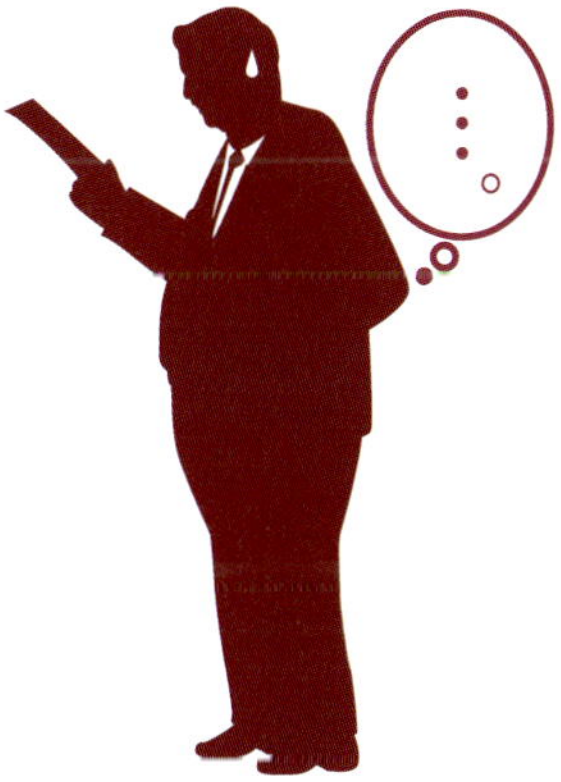

04 「太る食材」「老ける食材」の見分け方

食べてすぐに血糖値が急上昇する食べ物と、ゆるやかに上がる食べ物があります。その速度の違いを表すのが「ＧＩ値」（グリセミック・インデックス）です。

糖質は分解されると、ぶどう糖になります。ＧＩ値は、ぶどう糖を食べた場合の血糖値の上昇度を最大値１００として、その割合を示しています。

ＧＩ値の高い食材ほど食後、血糖値を急激に上げて肥満や糖化に導きます。

糖化の目安になるGI値は「60」です。この数値以上だと、血糖値を上げやすい食材になります。

白い主食（白米、うどん、パン）や菓子類のＧＩ値は高く、玄米や緑黄色野菜、果物は低い食材です。たとえば、**食パンは90台**で、**白米とうどんも80台**とＧＩ値が高い食材です。

主食のごはんやパンで問題視されるのが、血糖値を急激に上げるこの白い主食なのです。

白いごはん、白いパン、白いうどんなどの糖質を摂る場合、おかずや食べる順番に注意が必要です。

同じ主食でも玄米、全粒粉パン、ライ麦パン、全粒粉パスタはＧＩ値の低い食材です。

GI値の高い食材、低い食材

食後の血糖値上昇度指数

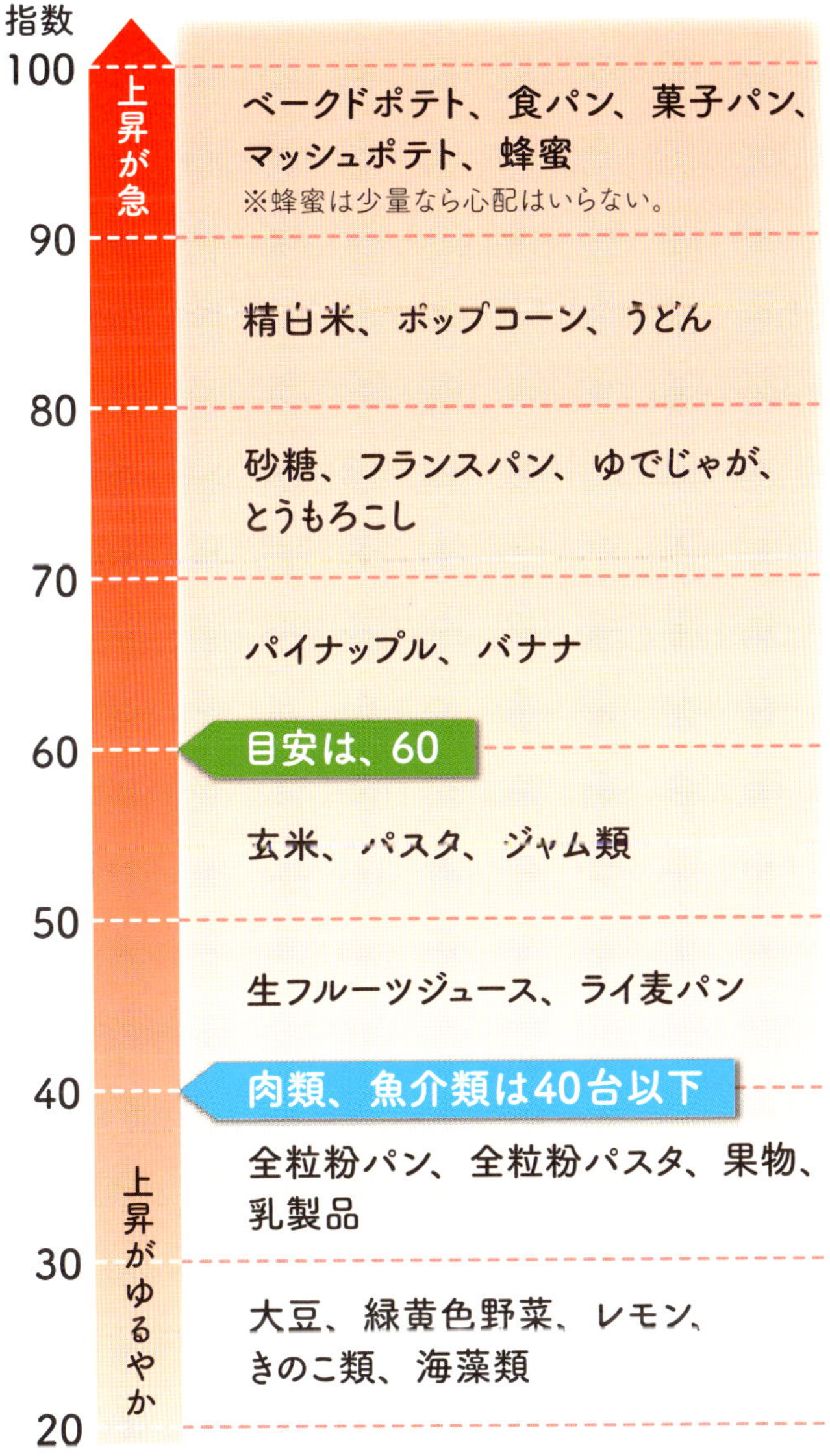

05

何歳から始めても「この食習慣」は効果がある！

糖尿病の怖さは、さまざまな合併症が起きることにあります。血管系疾患とガンを併せ持つケースは稀《まれ》で、脳卒中に倒れた人がガンを併発するケースはありません。

ところが、高血糖や糖尿病があると、両方を併せ持つリスクが高まるのです。血管系疾患（脳梗塞《こうそく》や心筋梗塞）による死亡率は、そうでない人の2倍強にも上がります。**ガンの発症リスクは2～3割も高くなる**ことがわかっています。

高血糖や糖尿病は、インスリンの働きが悪くなって起きます。そこで、膵臓は働きの弱さを量でカバーしようとして大量のインスリンを分泌します。その血液中に増えすぎたインスリンがガン細胞の発生や増殖にかかわっていると考えられているのです。

糖の摂りすぎも、ガン細胞の成長を促します。

さらに、女性に多いアルツハイマー型認知症、すなわち**「ボケ」も、骨《こつ》粗《そ》鬆症《しょうしょう》も、高血糖がハイリスク要因**になると指摘されています。

ボケは「脳の糖尿病」とも言われ、高血糖や高脂血が脳に関係していると考えられています。

糖尿病は、骨にも影響を及ぼします。

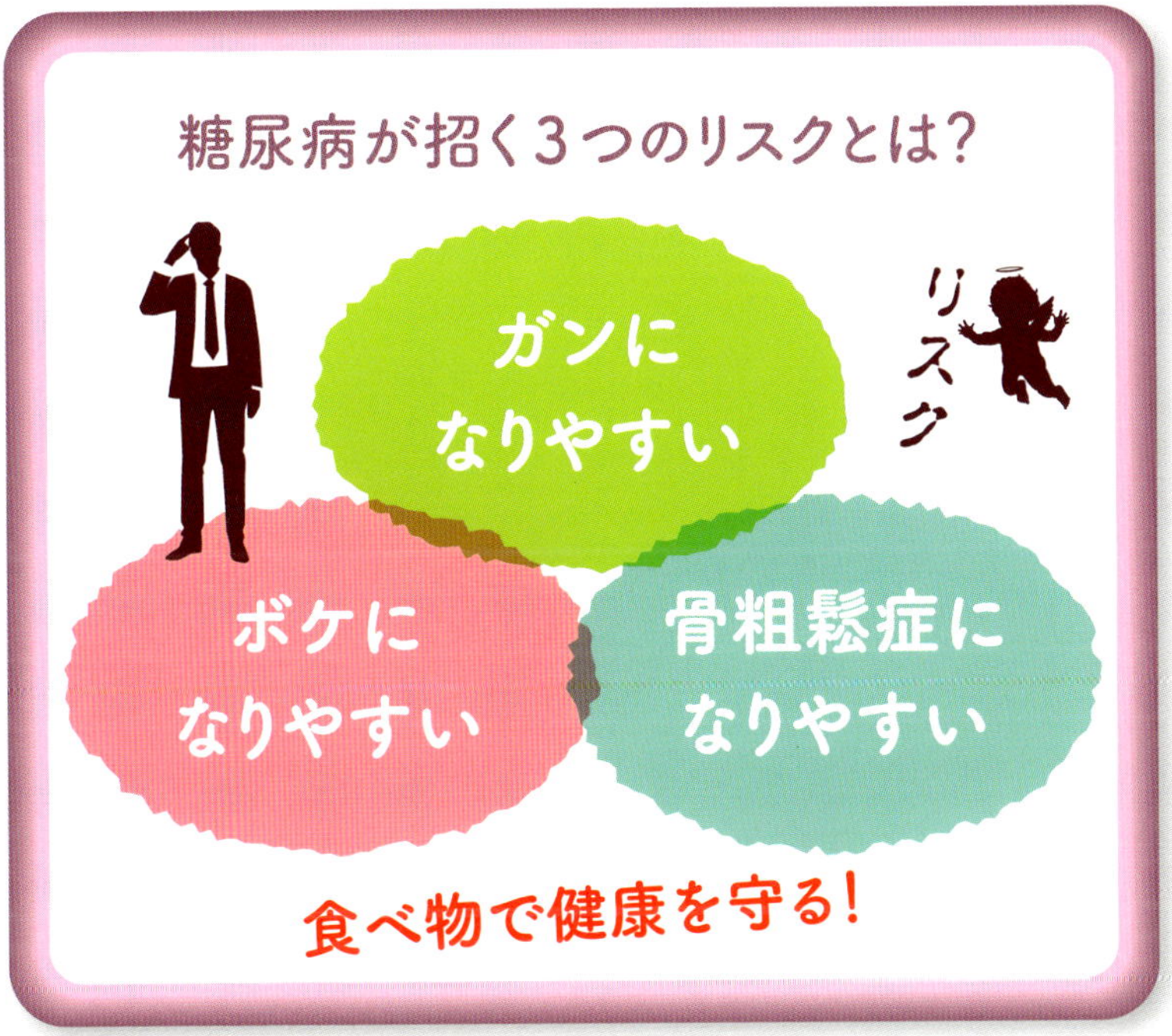

骨には、新しい骨をつくる骨芽《こつが》細胞と、古くなった骨を壊す破骨《はこつ》細胞があります。2つの細胞の働きで毎日、少しずつ骨はつくり変えられていきます。これを「骨代謝」と言います。

糖尿病は、30代後半からの食の不摂生や運動不足などの影響で、とくに50代から発症が多くなります。しかし、60歳までに高血糖などの危険因子がなければ、以降の発症はまずありません。

今、HbA1cが6・9パーセント（NGSP値）の上限近くであれば、体の「糖化」が進んでいる証拠です。すぐに食習慣を改善する必要があります。

食習慣の改善に、遅いということはありません。思い立ったときが始まりなのです。実践すれば、人生を壊す病の発症リスクは間違いなく大幅に減少します。

06 「揚げ物が好きな人」ほど、老けるのが早い!?

揚げ物や炒め物は、健康寿命を縮める元凶です。

第一は「**酸化**」の害です。揚げてから時間が経てば経つほど、体内毒素の活性酸素や、過酸化脂質（酸化しすぎた脂）を発生させます。過酸化脂質は体内に蓄積され、徐々に細胞や臓器の内部を傷つけていって破壊します。

第二は「**糖化**」の害です。血液中にあふれた糖（血糖）が体内のたんぱく質にくっつくことを「糖化」と言います。体を構成する細胞などのたんぱく質が「メイラード反応」という**コゲつき**（**褐変《かっぺん》反応**）を起こして、**AGEs（終末糖化産物）と呼ばれる物質に変わる**のです。糖化した細胞は、本来の働きを失ってしまいます。

メイラード反応は身近にある食品にも見られ、AGEsは食べ物からも体内に取り込まれます。その量は調理の方法によって違いがあります。

ホットケーキは、糖質（小麦粉、砂糖）と、たんぱく質（卵、牛乳）を材料にして、加熱することでメイラード反応を起こした食品です。**焼き色、コゲ目の強いものほどAGEsの値は高くなります**。肉や魚も同じです。

AGEsの蓄積を防ぐには、ゆるやかな糖質制限と、血糖値を上げない食べ方が大切です。

「ステーキ」より「しゃぶしゃぶ」がおすすめ!

「AGEs=終末糖化産物」の害を防ぐ食べ方をしよう!

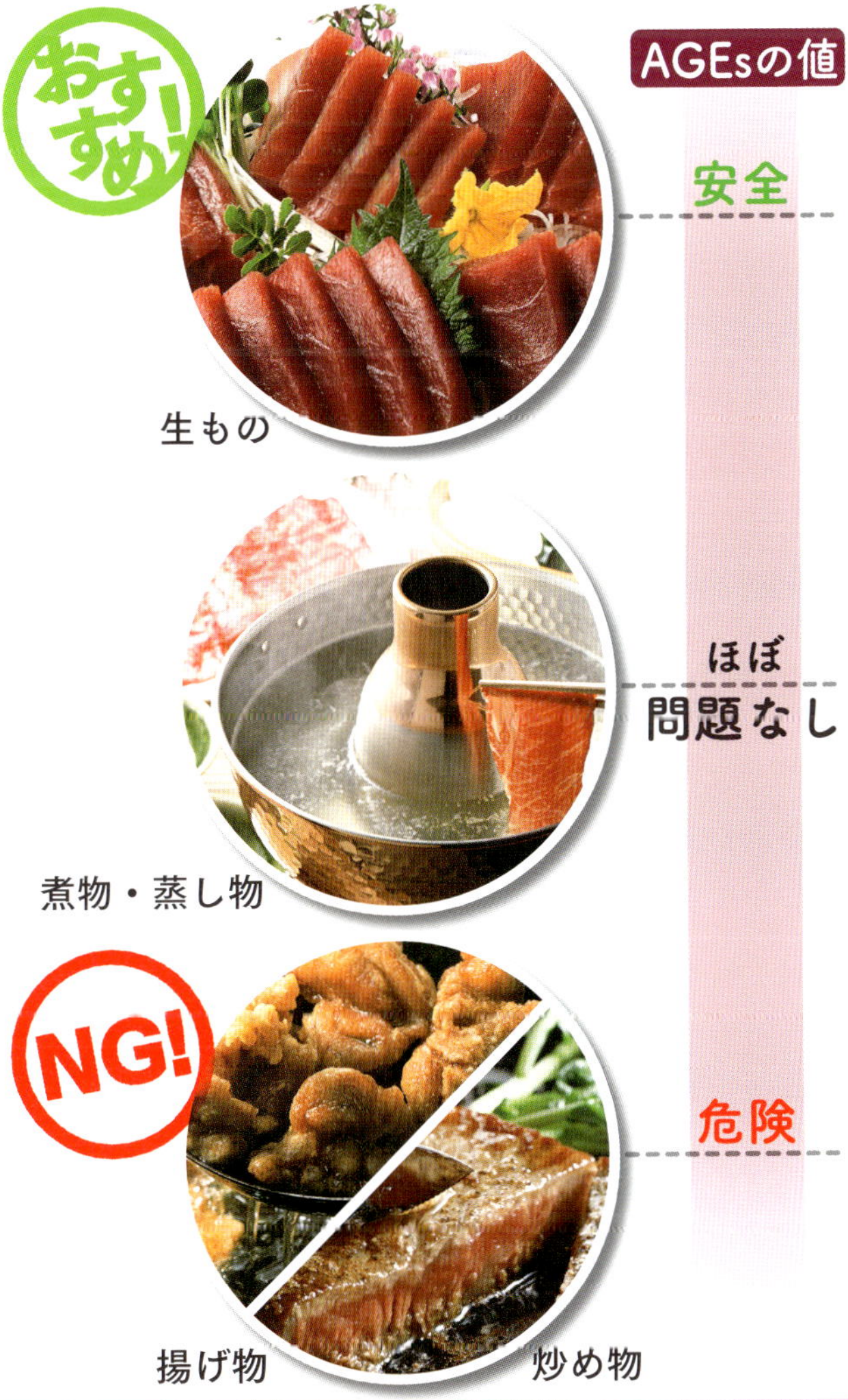
おすすめ!
AGEsの値
安全
生もの
ほぼ
問題なし
煮物・蒸し物
NG!
危険
揚げ物
炒め物

07 「塩＋肉」の組み合わせは要注意！

糖質の摂りすぎとともに、**塩分（塩化ナトリウム）の過剰摂取も、中年太りの原因**になります。

通常、体が必要とする塩分量は1日3グラム。魚介類、海藻、野菜など天然の食材にナトリウムが含まれていますから、わざわざ塩分を調理に使わなくても十分に必要量が摂取できます。

欧米諸国では、塩分の目標摂取量は6グラムが望ましいとしています。

日本人は塩分を摂りすぎの傾向にあり、1日の平均摂取量は11～13グラムにもなります。しょう油やソース、ドレッシング、マヨネーズなどを習慣的に使っていることが主因です。塩分の使いすぎは、世界一の健康食である**「和食」の唯一の欠点**と言えるでしょう。

塩害による代表的な病は、脳卒中とガンです。

塩分は、動物性脂肪と合わさることで血圧を上げ、脳卒中のリスクを高めます。だから、肉好きの人は要注意です。また、塩分の摂りすぎは細胞内のミネラルバランスを崩して、すべてのガンの発症を促します。

40代からは、体重、内臓脂肪が増えれば増えるほど健康寿命が縮まっていくと心得るべきでしょう。

「塩分の摂りすぎ」を防ぐコツ

塩分の目標摂取量（厚生労働省）

男性
8グラム

女性
7グラム

● 塩分摂取を少なくする食べ合わせ

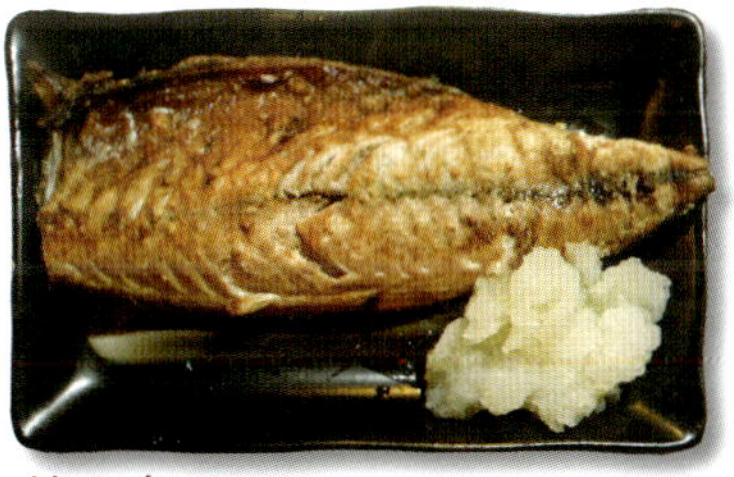

焼き魚

＋

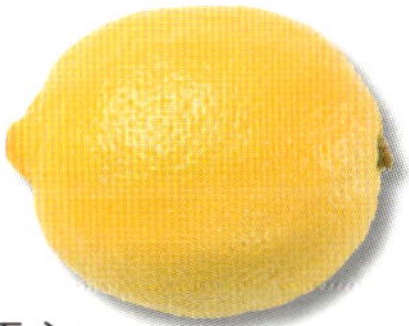

レモン

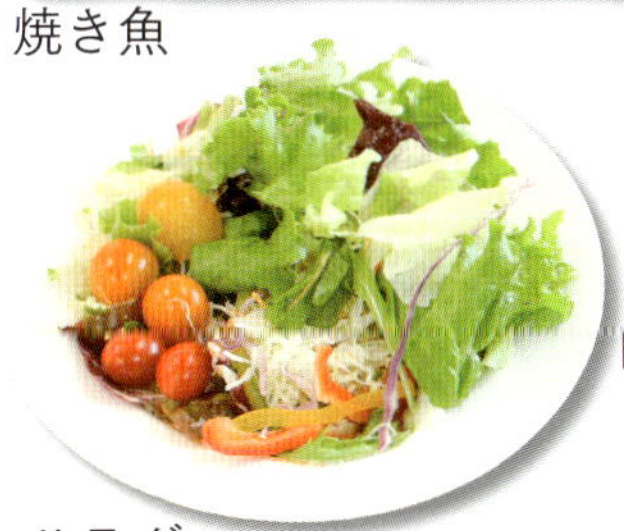

サラダ

＋

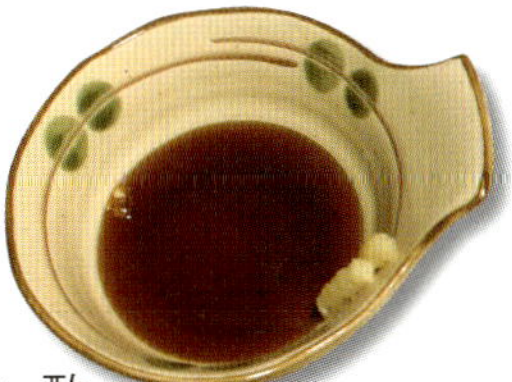

ポン酢

● 塩害を防ぐ食材

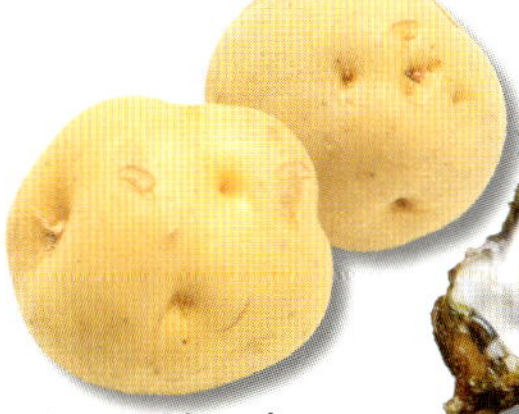

じゃがいも

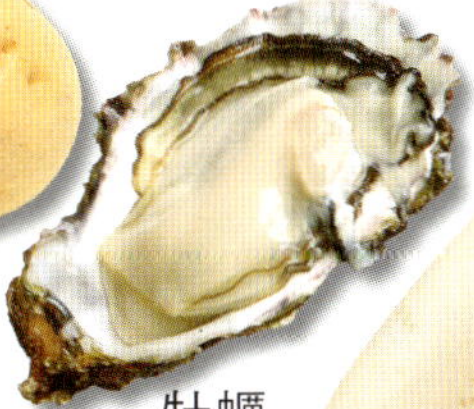

牡蠣

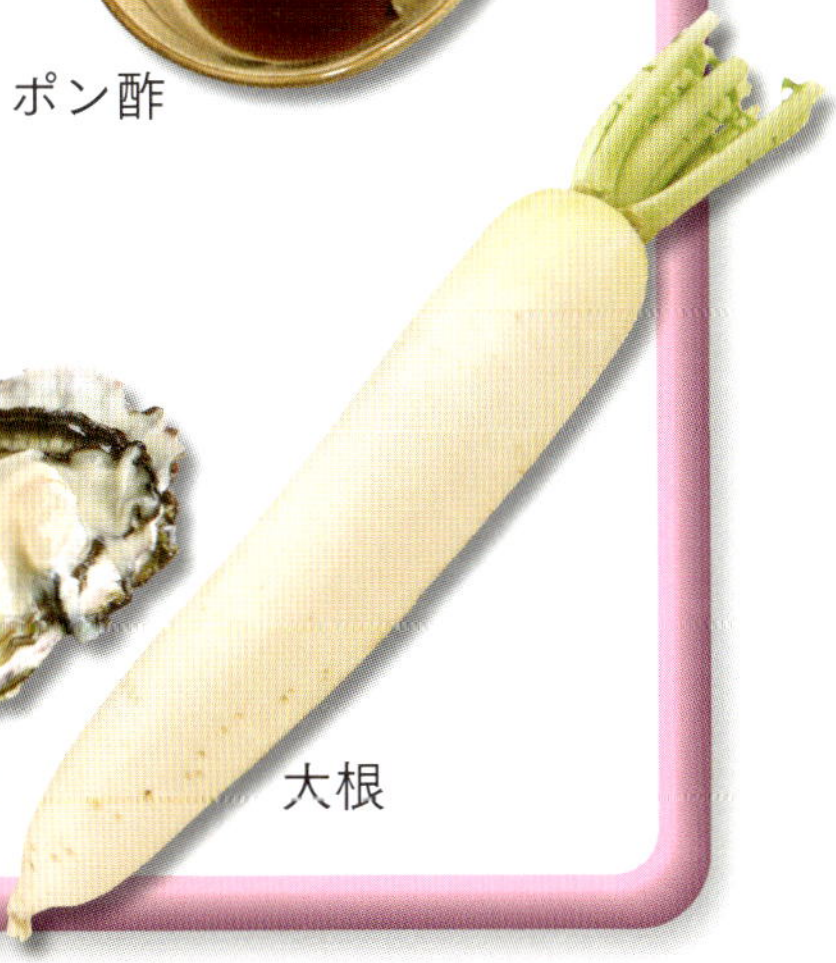

大根

column

食べてもいいおやつ、悪いおやつ

果物に含まれる果糖は、即効性のあるエネルギー源。

疲れているときや激しい運動をした後には、**果物を食べると、疲労回復におおいに役立ちます**。

砂糖や油が多く使われているケーキなどの菓子類は控えるのが理想です。和菓子でも同じです。

しかし、どうしてもスイーツが食べたいときもあるでしょう。そんなときは、**食べる前に、糖と脂肪の吸収を抑える効果がある食物繊維のサプリメントを摂る**ようにします。外出時に携帯しておくと便利です。

とはいえ、甘いものを食べる回数を減らさないと、糖の過剰摂取になることに違いはありません。

もっとも注意したいのは、市販のジュース、清涼飲料水、加糖缶コーヒーです。

これらには、大量の砂糖が使われていますので、40代になったら禁物です。

毎日、飲んでいる缶飲料をやめるだけで、1週間もしないうちに、体重、体脂肪が落ちてきます。

3章

10歳若返る食べ方

――「体を温める」「腸をきれいにする」

01 体温が1度下がると、免疫力は4割も低下！

「若さ」と「免疫力」とは相関関係にあります。

免疫力は、病気にならないための抵抗力、病気に打ち勝つ力の源です。20歳のころがピークで、40歳をすぎると半減します。

通常、**免疫力はリンパ球の働き**を指します（左図参照）。リンパ球は体温と密接な関係があり、**高体温の環境で数を増やし活発化**します。逆に、「冷えた体」だと顆粒球《かりゅうきゅう》の勢いが増してリンパ球は減少します。

健康な人の平均体温は、36・8度前後。体温が1度下がると、免疫力は4割も低下します。基礎代謝も1割強ほど落ちて、カロリー消費能力がほぼ大福もち1個分、減退します。すると、体は病気になりやすく、太りやすくなるのです。また、老化速度もぐんと上がります。

冷えた体とは、35・9度以下のこと。昨今、35度台の人が増えていて、女性にかぎらず男性にも「冷え」を訴える人が少なくありません。

免疫力を強化するためには、リンパ球など免疫細胞の原料となる**たんぱく質をしっかり摂る**必要があります。

また、代謝を促進するビタミンB群、抗酸化作用を持つビタミンA、C、Eの積極的な摂取も大切です。

免疫力を高める習慣

免疫力とは?

白血球が中心になって、外部からの細菌やウイルスの侵入を防ぎ、異物を処理する働き。

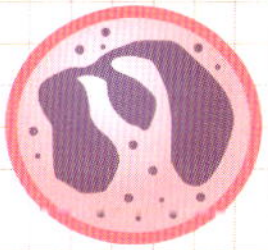

顆《か》粒《りゅう》球《きゅう》

細菌など大きめの異物を処理。

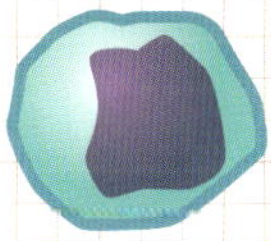

リンパ球

かぜのウイルスなど小さめの異物、ガン細胞を処理。

● 免疫力を高める食材

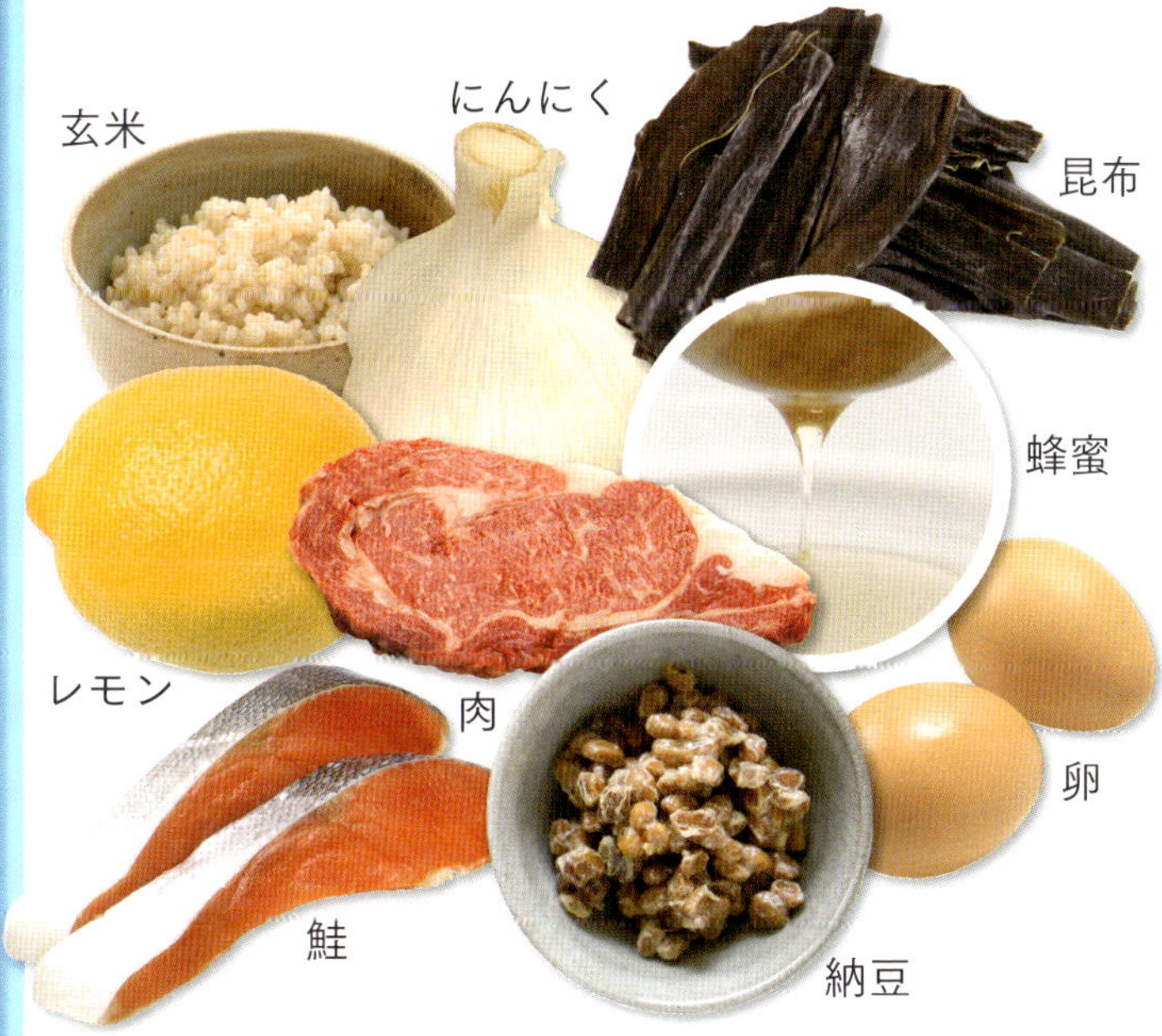

02 日本人の腸に「悪玉菌」が増殖しやすくなった理由

免疫力は、腸内環境に大きく左右されます。

腸内にはおよそ１００種類以上、１００兆個以上の菌類が生息しています。重量にすると、１〜１・５キロほどです。腸内細菌は、まるで草花の群生《ぐんせい》のようにして繁殖していきます。そのため、**「腸内フローラ」**（細菌叢《そう》）と呼ばれます。

腸内細菌は、私たちが食べたものの残りカスを餌《えさ》にして、さまざまな物質を出しています。体に都合がよい菌であれば「善玉菌」、悪いものだと「悪玉菌」です。

善玉菌の代表は、ヨーグルトや発酵食品に用いられる乳酸菌です。なかでも、**ビフィズス菌の増減が、健康増進、老化抑制に大きな影響を及ぼします**。

大腸菌は、ウェルシュ菌とともに悪玉菌の代表格です。悪玉菌は、肉食、ストレス、老化などによって繁殖力が増します。腸内腐敗を促すとともに、毒素を発生して、大腸ガンをはじめ、さまざまな腸の病気を起こします。

便秘も、悪玉菌を増やす大きな原因になります。

食の欧米化とともに、**野菜や果物、きのこ、海藻類に豊富な食物繊維の摂取量が減った**ことで、日本人の腸内は悪玉菌が増殖しやすい環境になっています。

腸内の善玉菌と悪玉菌とは？

善玉菌（乳酸菌）

ビフィズス菌やブルガリア菌などの総称

ビフィズス菌は、食事で摂り込まれたオリゴ糖を分解して乳酸や酢酸をつくりだす。この酸が悪玉菌を排除して、善玉菌を増やす。

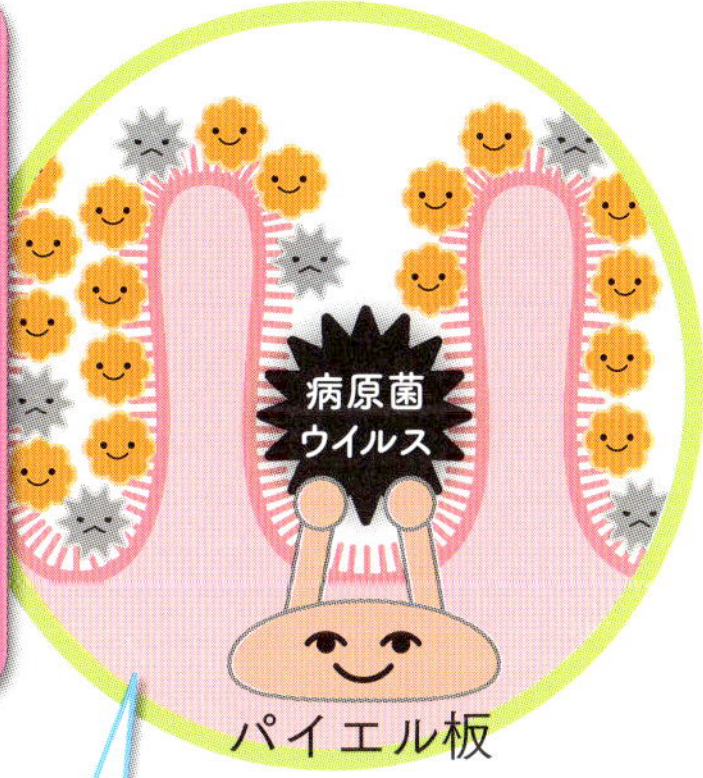

免疫力アップ

全身の免疫細胞の６割以上集中

パイエル板とは？

小腸末端近くの腸粘膜リンパ組織

免疫力ダウン

悪玉菌

大腸菌やウェルシュ菌

血管を収縮させ、血流を悪くする。免疫細胞に栄養や酸素が十分に行きわたらず、体の隅々まで運ばれなくなる。

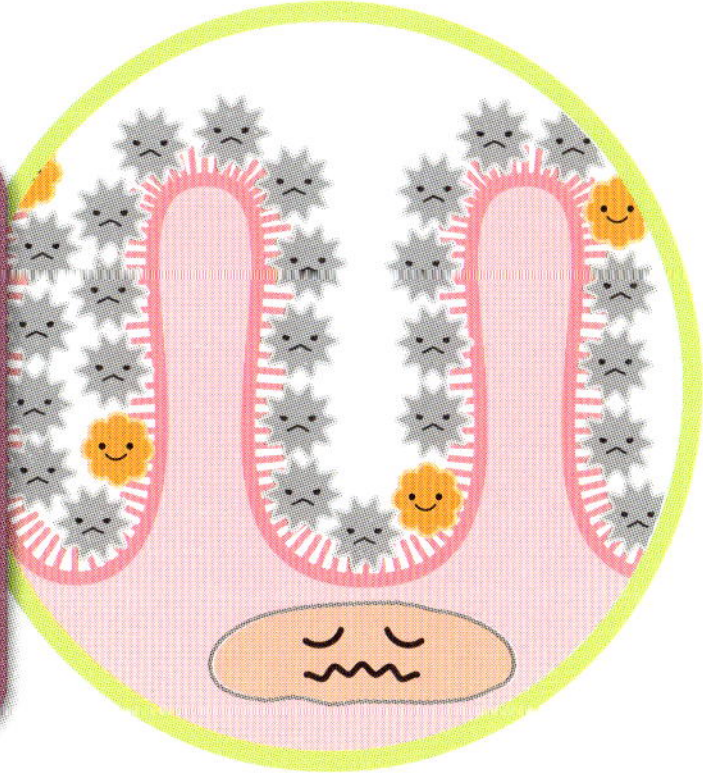

オリゴ糖を含む食品

玉ねぎ、キャベツ、アスパラガス、じゃがいも、ごぼう、にんにく、とうもろこし、りんご、バナナ、大豆など。みそ、しょう油、納豆、豆腐にも多く含まれる。

03 「腸をきれいにする」２つの方法

悪玉菌の多くは、酸を嫌います。そこで善玉菌、とくに乳酸をつくるビフィズス菌を増殖させれば、腸内環境は酸性に傾き、悪玉菌の繁殖が抑えられます。

善玉菌を増やす方法は、２つあります。

１つ目は、**毎日の食事で善玉菌を繁殖させる**こと。

善玉菌はオリゴ糖や食物繊維を餌にして繁殖しますから、野菜、とくにブロッコリー、ほうれん草、小松菜、にんじんなどの緑黄色野菜、大根、ごぼうなどの根菜類、そして果物をたくさん摂ります。

これを、**善玉菌が生息するための環境づくり**の意味で「プレバイオティクス」と呼びます。便秘の解消にも有効です。

２つ目は、**発酵食品を毎日摂って善玉菌を補う**こと。

この方法を「プロバイオティクス」と呼びます。

プロバイオティクスとは、人体に有用な働きをする微生物のこと。ビフィズス菌がヨーグルトの常食で増殖し、腸内環境を整えることは知られています。東京大学名誉教授の光岡《みつおか》知足《ともたり》先生の50年来の研究によるものです。

私も50歳をすぎたころから、昼食を飲むヨーグルト５００ミリリットルにしています。

腸は「これ」できれいになる!

①食事で善玉菌を繁殖させる

ブロッコリー、ほうれん草、小松菜、にんじんなどの緑黄色野菜、大根、ごぼうなどの根菜類、果物など食物繊維が豊富なものをたくさん摂る。

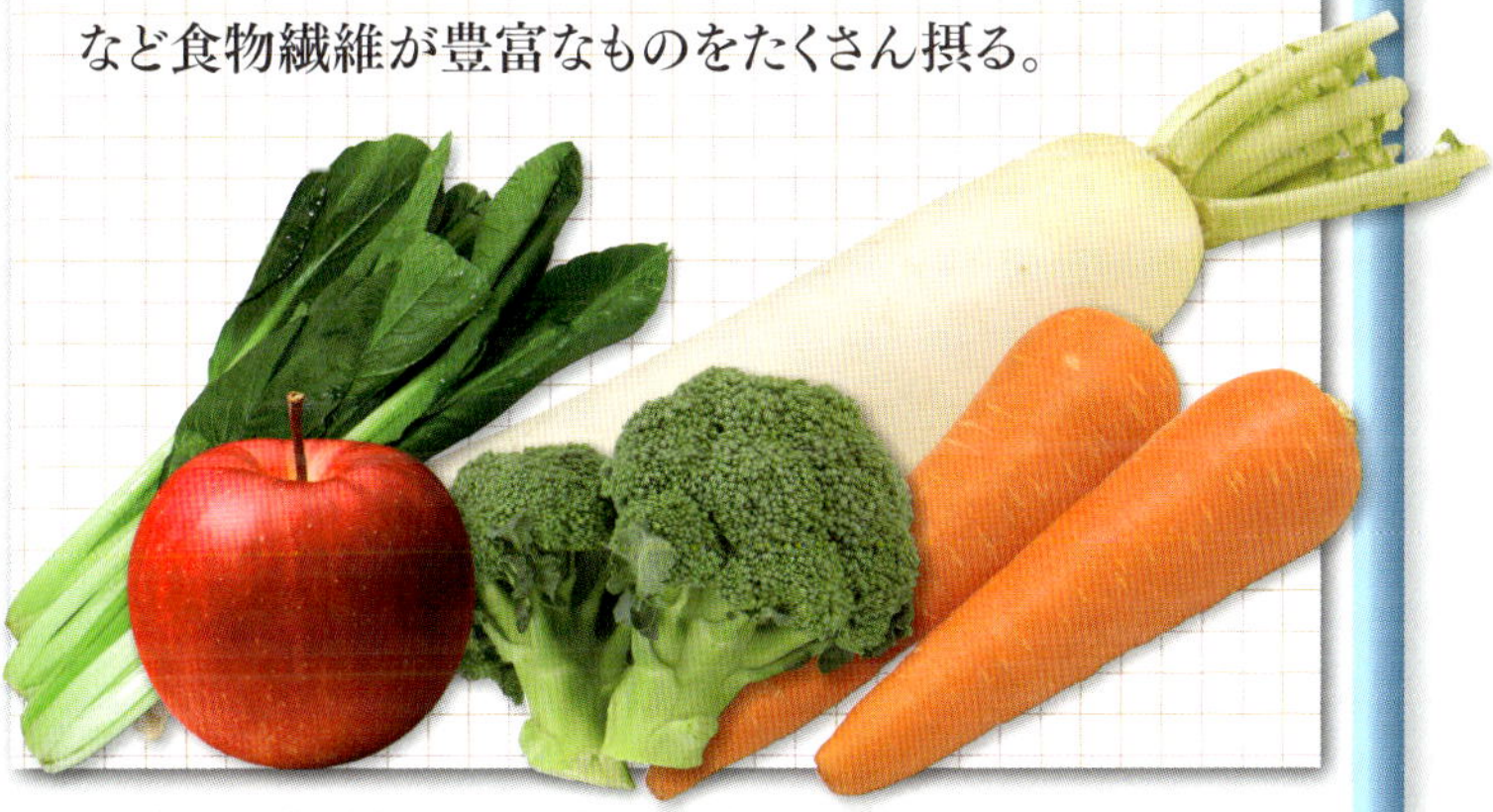

②発酵食品を毎日摂って善玉菌を補う

ヨーグルトの常食が、ビフィズス菌を増殖し、腸内環境を整えるうえで有効です。できれば、プレーンヨーグルトを1日500ミリリットル摂取したいものです。

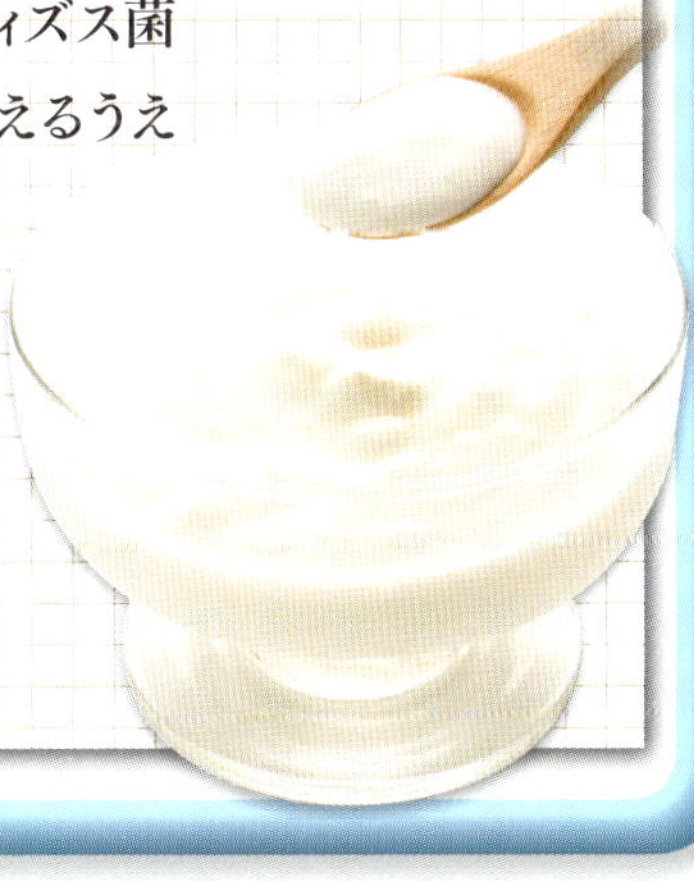

04

40歳からは「たんぱく質の摂り方」を変えなさい

人生後半に入ると、太もも、臀《でん》部の筋肉の減少やたるみが気になりだします。筋肉の衰えを放っておくと、大げさでなく、将来、寝たきりになってしまいます。

筋肉はたんぱく質のかたまりで、3種類の必須アミノ酸群のＢＣＡＡが主成分。その代謝を助けるビタミンB_6を必要として、筋肉はつくられます。筋肉だけでなく、血管、血液、骨、髪も皮膚も臓器も細胞も、それぞれを形づくっているのは、たんぱく質です。

ただ、高たんぱくの食材は体によいと思っている人が多いせいか、摂りすぎる傾向にあります。一般的に、**日本人はたんぱく質の消化力が低く、摂りすぎは腸内腐敗の大きな原因**になります。肝臓、腎臓にも負担をかけます。たんぱく質は、腸で毒素のアンモニアなどを発生させます。肝臓と腎臓がこの毒素を処理しますが、オーバーワークになって機能を弱めてしまうのです。

また、骨をもろくする場合もあります。血液、唾液などの体液は中性に保たれるようになっています。ところが、たんぱく質を摂りすぎると酸性に傾くのです。体は元に戻そうとアルカリ性の骨のカルシウムを使います。それで骨はもろくなり、骨密度を下げるのです。

「高たんぱく・低脂肪食」のすすめ

たんぱく質は、できるだけ消化しやすい低脂肪のものを摂りたい。肉より、魚や大豆製品から摂るのがおすすめ。

● BCAA（必須アミノ酸群）を含む食材

鮪《まぐろ》の赤身、秋刀魚《さんま》、納豆、高野豆腐、卵、肉 など

運動時のエネルギー源として利用される。

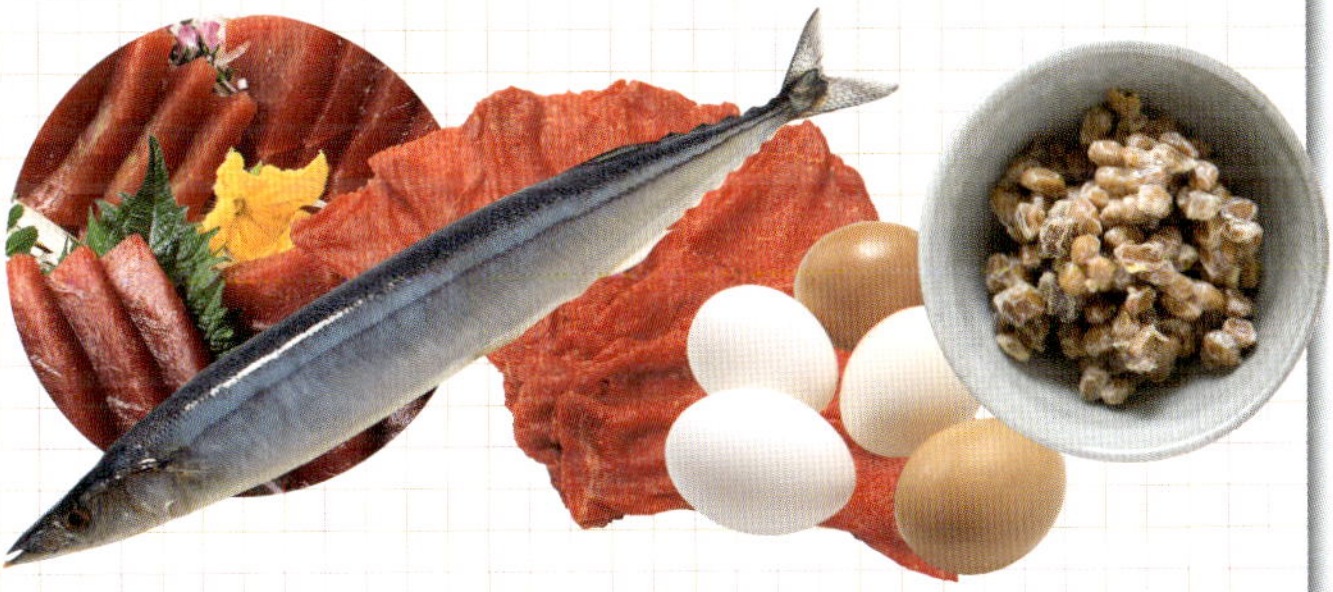

● ビタミンB_6を含む食材

鶏、鮭、秋刀魚、鰯《いわし》、にんにく、バナナ など

たんぱく質の代謝を助け、神経の機能を正常にする。

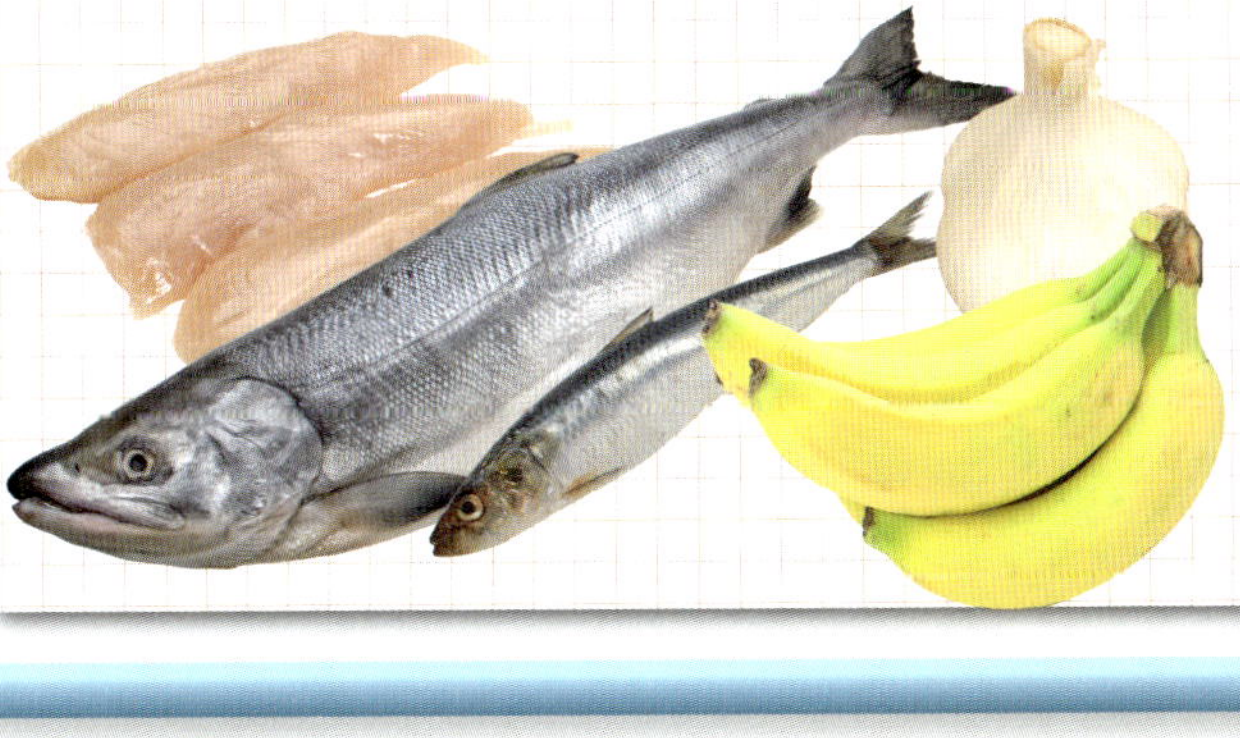

05 「血管年齢」が若くなる油、老ける油

血管も血液も、歳を取れば老化します。硬くなった血管、ドロドロの血液と言えば、わかりやすいのではないでしょうか。

過剰なコレステロールや中性脂肪によって、血管の内側が傷つくと、しだいに血管は厚く硬くなって、詰まりやすくなります。これが動脈硬化です。また、血液が固まりやすくなって血流が悪くなるのです。

血管・血液を若くするためには、どうすればよいでしょうか。その**鍵を握るのが「脂肪酸」**です。

脂肪酸には、常温で固まりやすい「飽和脂肪酸」と、固まりにくい「不飽和脂肪酸」があります。

飽和脂肪酸は、牛脂《ぎゅうし》（ヘット）、豚脂《とんし》（ラード）、バターなどの動物性脂肪に多く含まれます。コレステロールや中性脂肪を増やすので、摂りすぎは避けたい油脂です。

不飽和脂肪酸は、魚介類や植物に多い油脂です。化学構造からオメガ3系、オメガ6系、オメガ9系に分類されます。いずれも、体に必要な油脂です。

植物油は、食用油として料理に幅広く使われています。**食用油の1日の必要摂取量は、健康な人なら大さじ2杯までが**目安です。

オメガ系油脂を賢く摂ろう

不飽和脂肪酸

多価不飽和脂肪酸

適度に摂る

オメガ-6系脂肪酸

- コレステロールを低下させる
- とりすぎると弊害が心配される

リノール酸

- サフラワー油(紅花油)、大豆油、ゴマ油などに含まれる

γリノレン酸

- 食品にはあまり含まれない。母乳、月見草油などに含まれる

新鮮なものを摂る

オメガ-3 系脂肪酸

- 動脈硬化、ガン、認知症の予防に効果がある
- 酸化しやすいので新鮮なものを摂る

αリノレン酸

- シソ油、エゴマ油、亜麻仁油など。酸化しやすいので冷暗所に保存し、加熱調理は避ける

EPA・DHA

- 脂肪の多い青魚に含まれる。新鮮なものを適度に摂るとよい

一価不飽和脂肪酸

適度に摂る

オメガ-9 系脂肪酸

- LDL(悪玉)コレステロールを減らし、HDL(善玉)コレステロールを増やす
- LDLコレステロールを酸化しにくくする
- 酸化しにくいので調理油によい

オレイン酸

- オリーブ油、アーモンド油、菜種油、ひまわり油などに多く含まれる

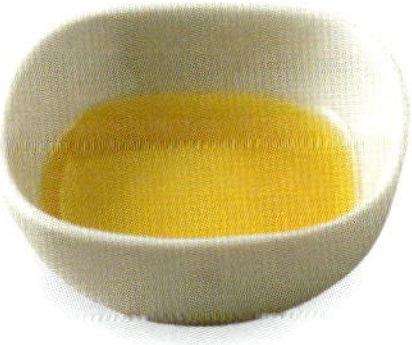

06

「若さ＝血の若さ」——レバーで血液が若くなる！

健康な血管・血液は、若さの源です。ほとんどの人は、血液のケアに注意を向けたことがないはずです。しかし、若い体を維持し、あるいは取り戻すには、まず**若い血液づくりが肝心**だと言えましょう。

血管も血液もたんぱく質をおもな材料にしていますが、ビタミン、ミネラルも重要な役割を果たしています。

女性を悩ます**貧血は、おもに赤血球の減少で起こります**。赤血球は血液を構成する成分のひとつ。ヘモグロビン（血色素）を含有するため赤色をしており、全身の細胞に酸素と栄養、ホルモンを届けます。

赤血球の数が少なくなると血流が滞り、酸素などは体の隅々までスムーズに行きわたらなくなります。体は疲れやすくなり、冷えの症状が出ることもあります。なによりも、老化に加速度をつけてしまうのです。

赤血球の生成には、ビタミンB_{12}、葉酸がかかわっています。主成分のヘモグロビンは、鉄を材料にします。

血液づくりにもっとも欠かせない食材は、豚、鶏、牛（重要度の順）のレバーです。低脂肪で高たんぱくであるだけでなく、血液づくりに必要なビタミン、ミネラルを含んでいます。

血液が若くなる食材

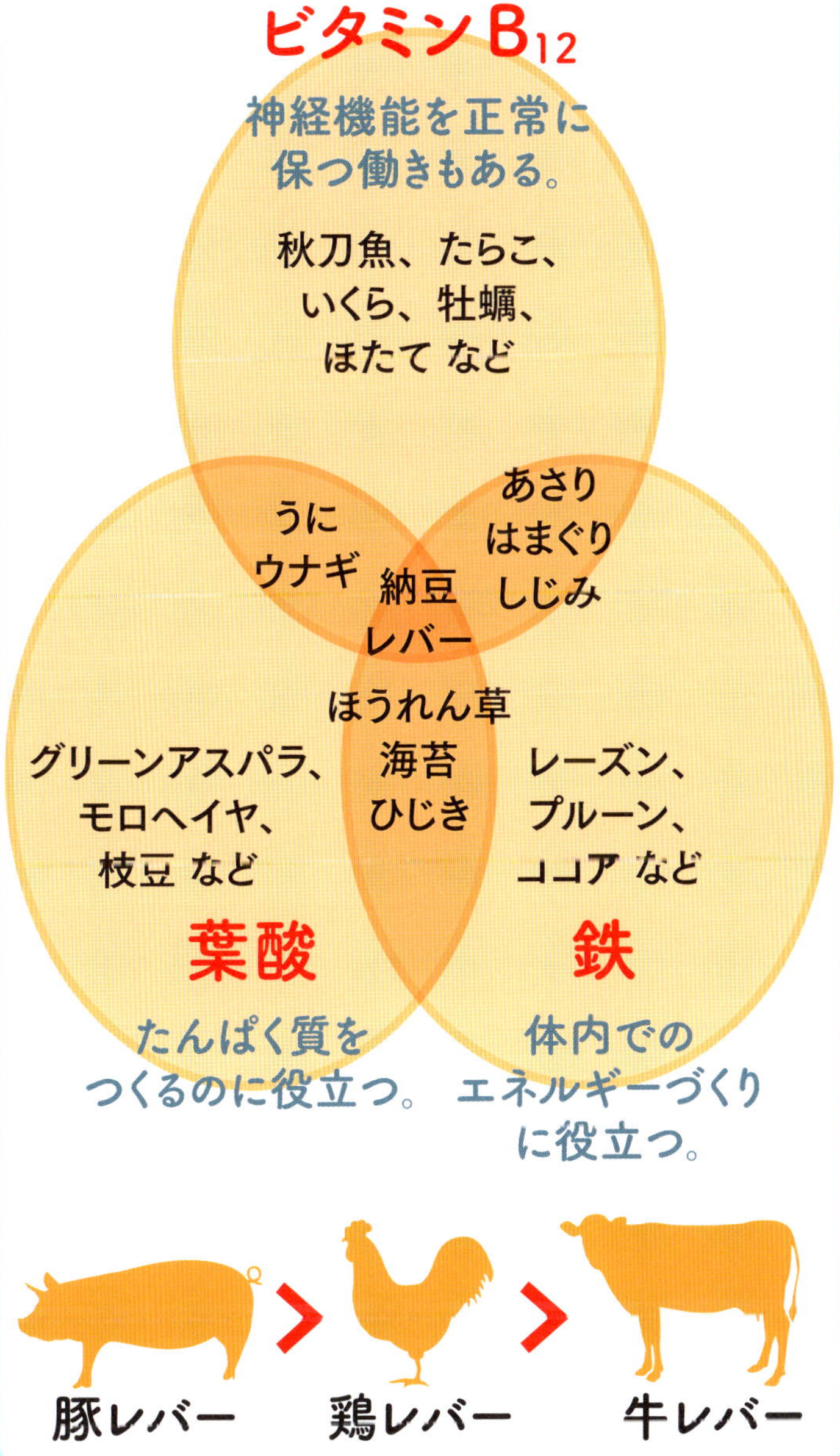

ビタミンB12
神経機能を正常に
保つ働きもある。
秋刀魚、たらこ、
いくら、牡蠣、
ほたて など
うに
ウナギ
あさり
はまぐり
しじみ
納豆
レバー
ほうれん草
海苔
ひじき
グリーンアスパラ、
モロヘイヤ、
枝豆 など
レーズン、
プルーン、
ココア など
葉酸
たんぱく質を
つくるのに役立つ。
鉄
体内での
エネルギーづくり
に役立つ。
豚レバー
鶏レバー
牛レバー

07 「骨年齢」が若くなるビタミンD

人生後半をいきいきと元気ですごすためには、骨粗鬆症を予防しなければなりません。

骨は、たんぱく質のコラーゲン繊維が網状になった枠組みからできています。その隙間を埋めて骨を強化するのが、カルシウムです。

骨の強化には、たんぱく質はもちろんのこと、カルシウム、マグネシウム、ビタミンC、そして**ビタミンDは積極的に摂りたい栄養素**です。

マグネシウムは、心臓や血管の機能を正常に保つ作用もあります。

ビタミンCは、骨だけでなく皮膚や血管などの形成に必要なコラーゲンの吸収を助けます。メラニン色素の生成を抑える働きもあります。

ビタミンDは、骨の主要成分のカルシウムが体内に吸収されるのを助けます。ビタミンDが不足すると、骨からカルシウムが溶けだしやすくなり、骨密度が低くなって骨粗鬆症を招きます。

近年、ビタミンDは骨の強化に役立つだけでなく、脳梗塞やガンの発生率を減少させ、健康長寿に欠かせない栄養素として注目されています。

「骨年齢」が若くなる食材

カルシウム

骨を強化し、
精神を安定させる。

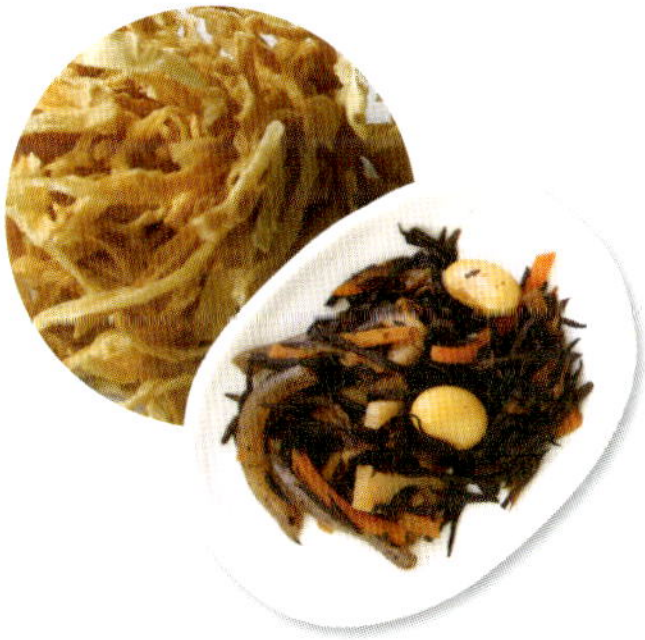

雑魚、桜海老、青菜、
納豆、ひじき、ナッツ類、
ヨーグルト など

マグネシウム

心臓や血管の
機能を正常に保つ。

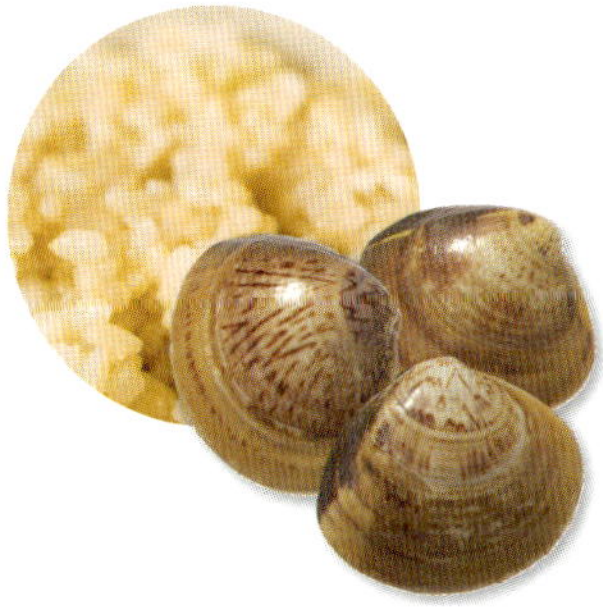

玄米、あさり、青菜、
ゴマ、ナッツ類、昆布、
ココア など

ビタミンC

コラーゲンの吸収を助け、
メラニン色素の生成を抑える。

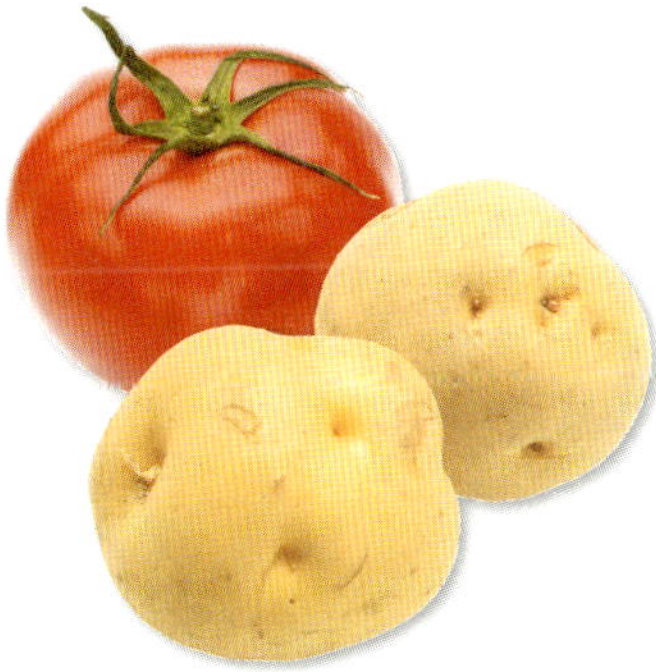

ブロッコリー、キャベツ、
パプリカ、レモン、いちご、
キウイ など

ビタミンD

カルシウムの吸収を促す。
かぜの予防にも有効。

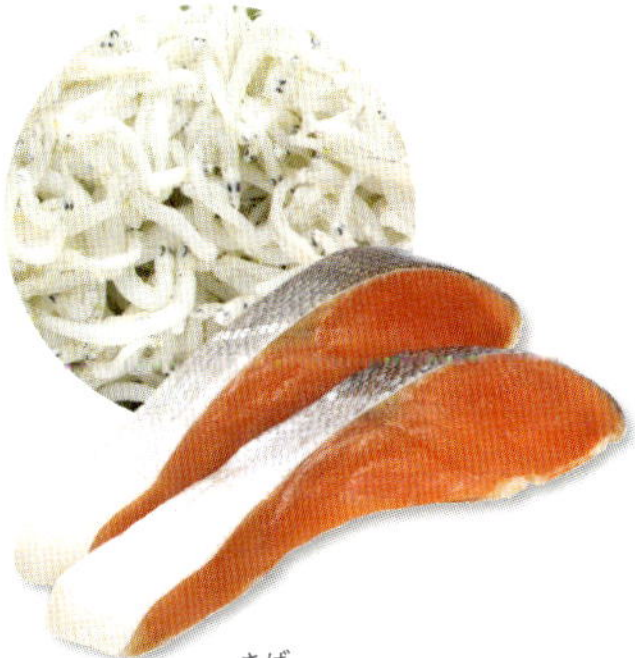

秋刀魚、鯖《さば》、干し椎茸、
しめじ、舞茸、卵 など

08

「体内毒素」に変わる活性酸素

老化の最大原因は「活性酸素」です。

本来はウイルスや細菌を殺して退治する働きをする有用な物質ですが、活性酸素は体内の脂肪（脂質）を酸化させ、万病の元になる「過酸化脂質」をつくります。

いわば鉄がさびるように、細胞や器官をさびつかせてしまいます。この体がさびついた状態を「酸化ストレス」と呼びます。これが「老化」の正体です。

活性酸素は、酸素を用いてエネルギーがつくりだされる際に発生します。酸素よりも**強力な酸化力**を持ち、脳や肺に大量に生まれます。

過食や暴飲、激しい運動、喫煙、過度のストレス、大気汚染などの生活環境からも大量に発生します。過剰発生の状態が続くと、悪玉化して体内毒素に変わります。

しかし、体には、**活性酸素を無毒化する消去酵素（SOD）**があります。その消去酵素も、やはり40歳前後を境に生成量が減少しだしますが、体はうまくできていて、2つの食習慣が消去酵素の減少を補います（左図参照）。

大事なのは、毎食、野菜を摂ることです。それも夕食でたくさん摂って、体内のごみである活性酸素をその日のうちに掃除するのです。

消去酵素を補う2つの食べ方

① 亜鉛、銅、マンガンなどのミネラルを摂る

消去酵素は、たんぱく質を材料にして、亜鉛、銅、マンガンなどのミネラルのサポートでつくられる。牡蠣や納豆を積極的に摂ろう。

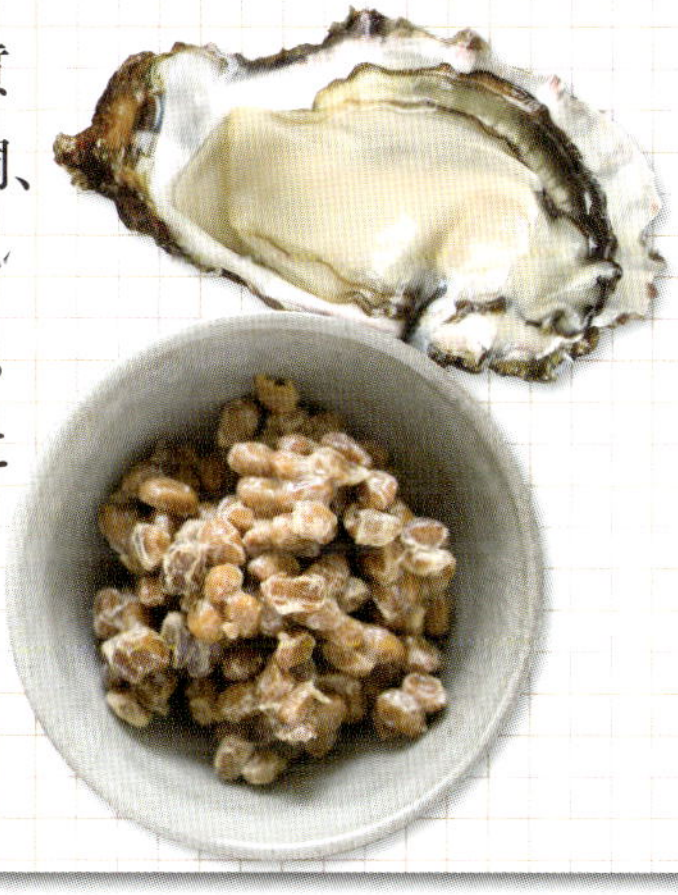

② 抗酸化物質を多量に含む食材を毎食食べる

抗酸化物質は「スカベンジャー」（掃除人）とも言う。ビタミンA、C、Eや、「フィトケミカル」（植物に含まれる化学成分）と総称されるカロテノイド、ポリフェノールが代表的。野菜を積極的に摂ろう。

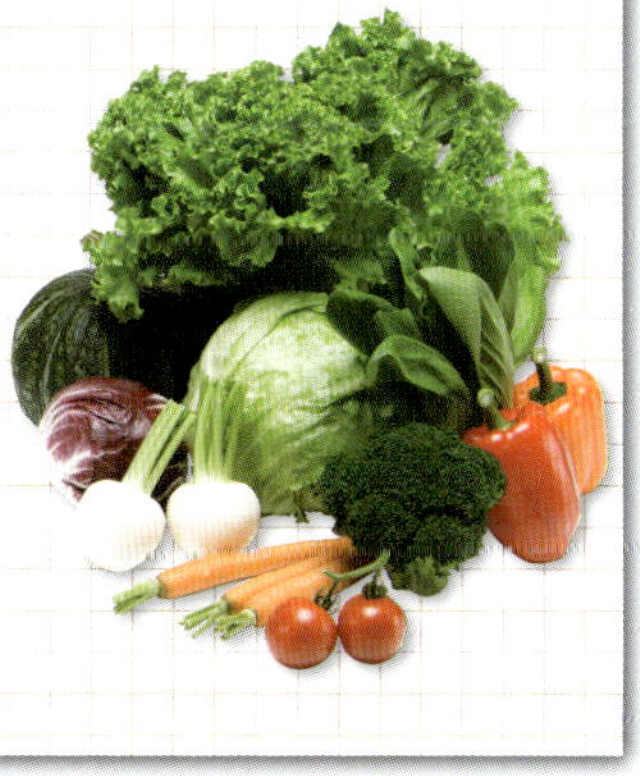

09 「活性酸素を消す」上手な野菜の食べ方

野菜や果物に豊富な「フィトケミカル」は、糖質、脂肪、たんぱく質、ビタミン、ミネラル、食物繊維に次いで、「**第7の栄養素**」として着目されています。

野菜は「赤、橙、黄、緑、紫、黒、白」と7種類の色（レインボーフード）に分けられます。それぞれ香りや苦みに個性があり、特有の効能を持つフィトケミカルがあります。

野菜の栄養素や酵素を壊さずに摂るには、**生がベスト**です。また、汁物、蒸し物、砂糖を使わない煮物だと多くの量が摂れます。焼き物、油物は回数を少なくします。

果物は、できるだけ朝に食べます。果物に含まれる果糖は、即効性のあるエネルギー源です。

「**朝の果物は金、昼の果物は銀、夜の果物は銅**」というとおり、朝に食べると体に活動のスイッチが入ります。夜だと、通常は寝るだけですから余ったエネルギーになり、体脂肪として溜め込まれます。

野菜や果物には、強力な抗酸化作用だけでなく、ミネラルバランスを調整するカリウムが豊富です。

また、滋養補給、整腸作用、免疫増強など病気の発生を防ぐさまざまな働きがあります。

1週間で7色の野菜を食べよう!

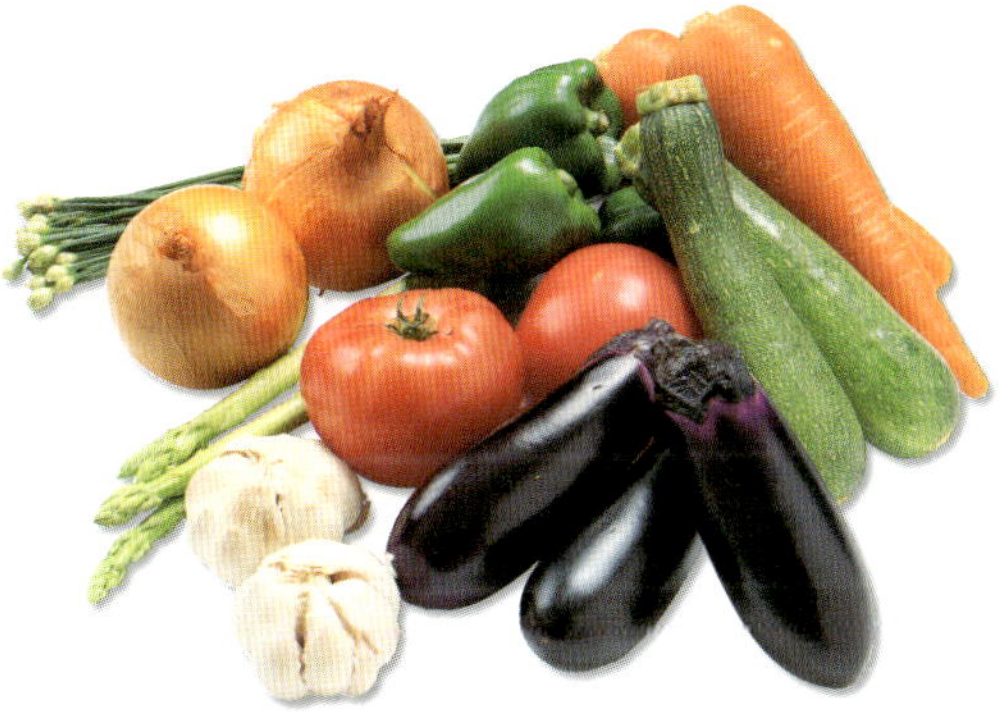

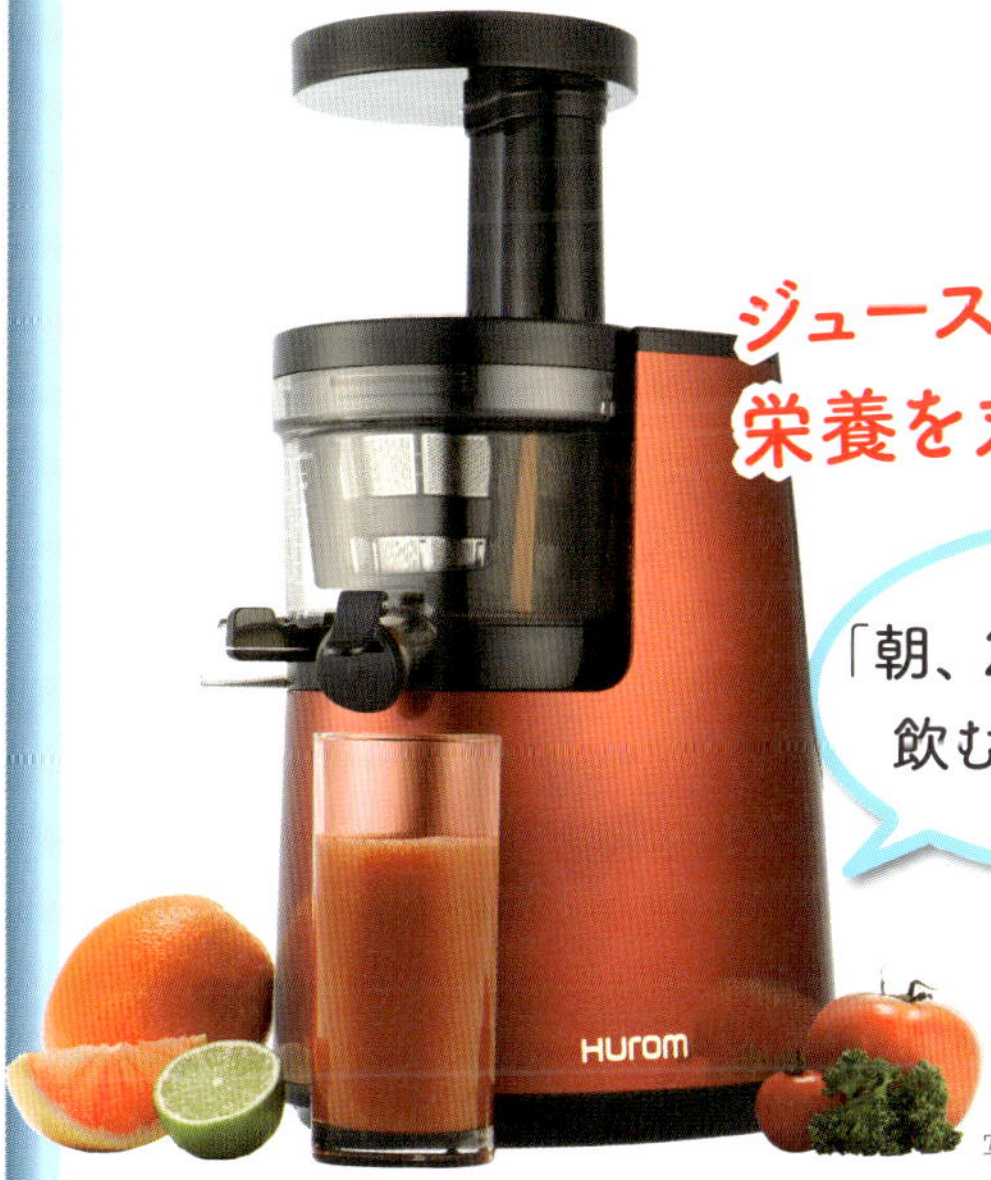

ジュースにすれば、
栄養を丸ごと摂れる!

「朝、200ミリリットル飲む」を目標に!

写真提供／HUROM株式会社

○低速ジューサーがおすすめ!
栄養素や酵素を壊さずに摂取できる。

×ミキサーは細胞を破壊して酸化を進めてしまう。

10 「食物酵素」で老化に勝つ！

生の肉、魚、野菜、果物、そして納豆などの発酵食品から得られる消化酵素を「**食物酵素**」と言います。

食物酵素の働きは、消化だけでなく、吸収もあります。たとえば、魚に含まれるたんぱく質は、そのままでは人間の体に吸収できません。そこで、食物酵素の働きで体に使えるようにつくり換えるのです。

食べ物は加熱するほど食物酵素を失い、消化に悪い食材に変わります。**食物酵素は熱に弱い**性質があり、60～70度で破壊されてしまいます。

加齢にともない、生ものを避けようとする傾向が見られますが、これはまったく逆。健康寿命を延ばすためにも、**生ものや発酵食品を積極的に摂る**ようにしましょう。

魚の刺身を主菜にすれば、それだけで食物酵素が摂れます。低カロリーなうえに良質な脂（ＥＰＡ、ＤＨＡ）が加熱した場合より効率よく摂れます。

また、自然治癒力や免疫力を高める働きを持つ「**代謝酵素**」も、消化酵素と同じ材料（たんぱく質）からつくられます。食物酵素の補給が十分できていれば、体は代謝酵素をつくりやすくなります。病気に強い体になって、健康寿命を延ばすことができるのです。

食物酵素を活かす食べ方

「食物酵素」は熱に弱い。ここに気をつけよう！

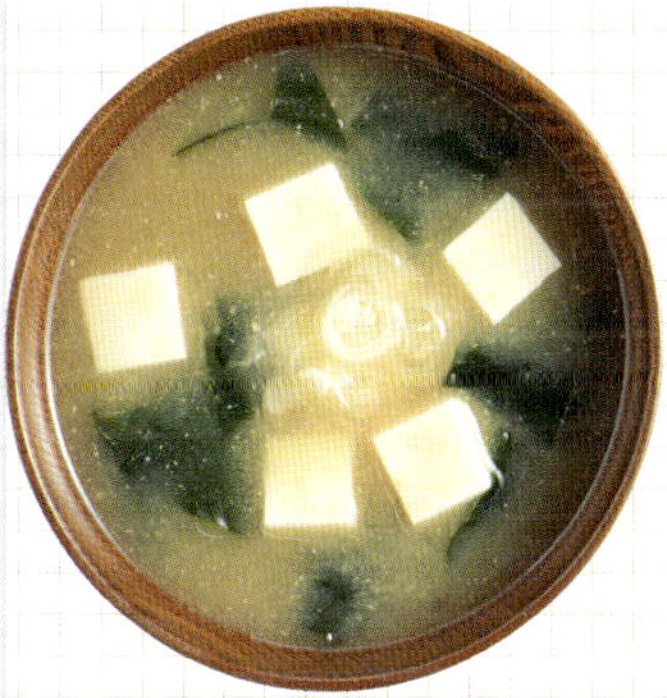

火を止めてから
みそを入れる。

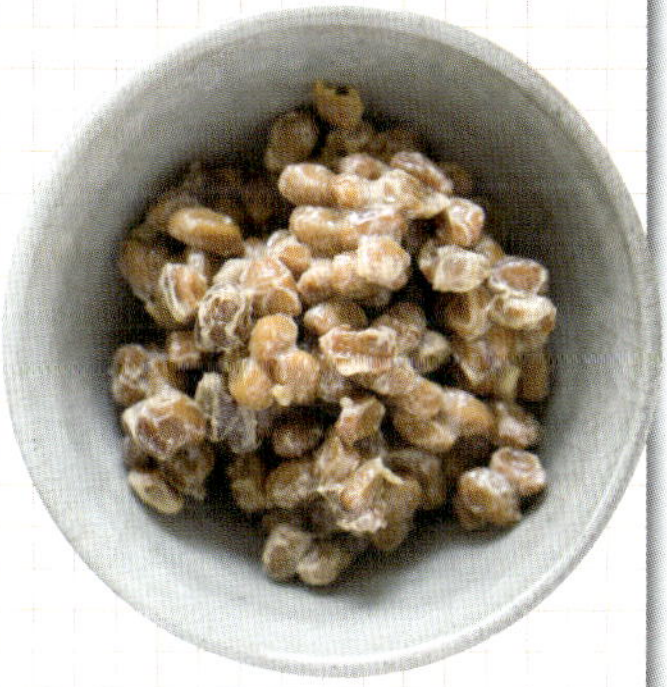

ごはんが少し冷めてから
納豆をかける。

食物酵素を多く含むおすすめ食材

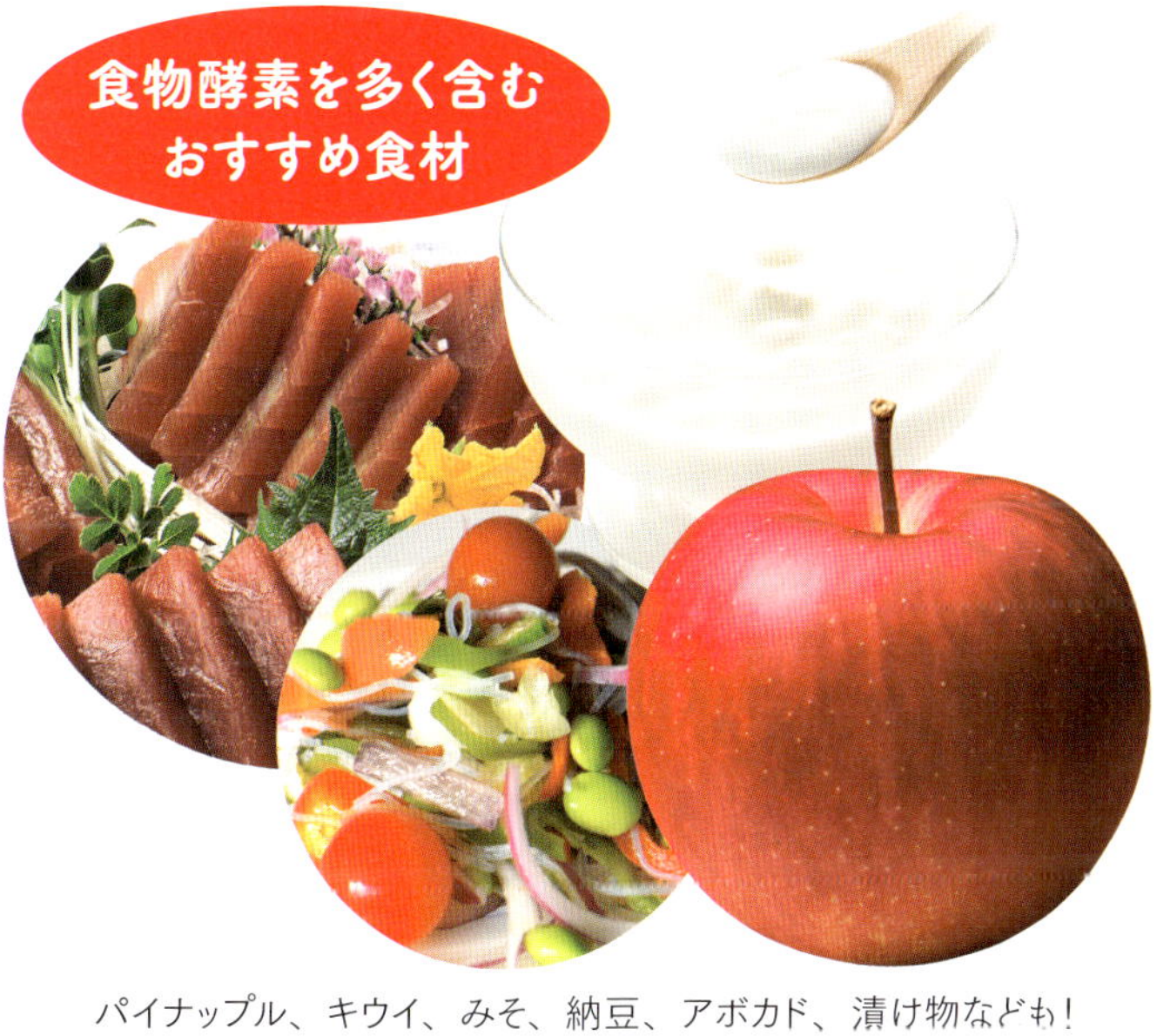

パイナップル、キウイ、みそ、納豆、アボカド、漬け物なども!

column

お酒は「1週間の摂取量」に気をつけよう!

洋の東西を問わず、酒は人類の歴史とともに歩み、文化の象徴でもあります。また、古来「**百薬の長**」と健康への効用が謳《うた》われています。

ただ、アルコールには二面性があります。血液のめぐりをよくして体を温める半面、体に有害になる成分が含まれていることから大量の飲酒は毒となります。

アルコールは肝臓を傷め、代謝や解毒に支障をもたらします。大量の飲酒の習慣は血管系疾患のみならず、発ガンのリスクを格段に高めます。さらには、脳を萎縮させてボケのリスクも高めるのです。

1日2合、あるいは1週間に14合以内——。個人差はありますが、日本酒換算での男性の適量の目安です（女性は半分が目安）。日本酒1合分は、ビールで中瓶1本、ワインでワイングラス2杯、ダブルのウイスキーで1杯、焼酎だと200ミリリットル程度にあたります。

週の摂取総量が14合を超えたときには、翌週、肝臓を休める「休肝日」を設ける必要があります。

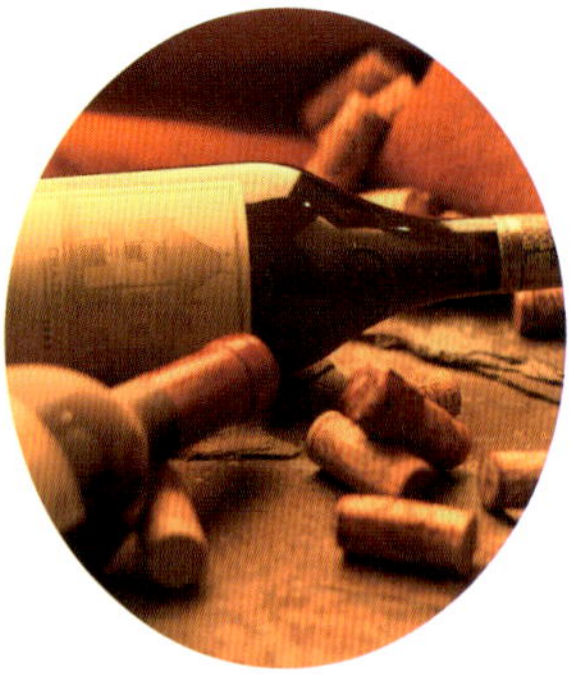

4章

厳選! 40歳からの体と心を守る食材

01 体と心が若くなる食べ方

——済陽式食習慣

私たちの体も心も、栄養でできています。

「何を、どのように食べるか」――。それによって、私たちの健康も人生も、大きく左右するのです。

代謝のいい「若い体をつくる」ためには、「体の糖化」「塩害」「冷え」「腸の汚れ」「体内毒素」――この5つの要因を取り除くことが重要です。

これは、体内環境を好転させて、「**病気から体を守る食習慣の基本**」でもあります。

そうした観点から、この章では、40歳からの「体に効く食材」を具体的に説明していきます。1章、18ページでも紹介したように、基本は「30品目の食材」です。

どれも、とても身近で、手軽に入手できるものばかり。体と心に栄養満点の健康食材です。

しかも、**1つの食材を週に2〜3回、1週間トータルで30品目の食材を、バランスよく食べる**だけです。

◎「鮭＋ブロッコリー」→若い体をつくる最強食！

◎「りんご＋蜂蜜」→免疫力アップで体イキイキ！

などといったように、この30品目の食べ合わせ方しだいで、さまざまな効能を期待できます。まさに、「40歳からの体を支える」最高の食べ方を紹介していきます。

何をどう食べればいいか？

この「食べ合わせ」が、体と心に効く！

若い体をつくる最強食

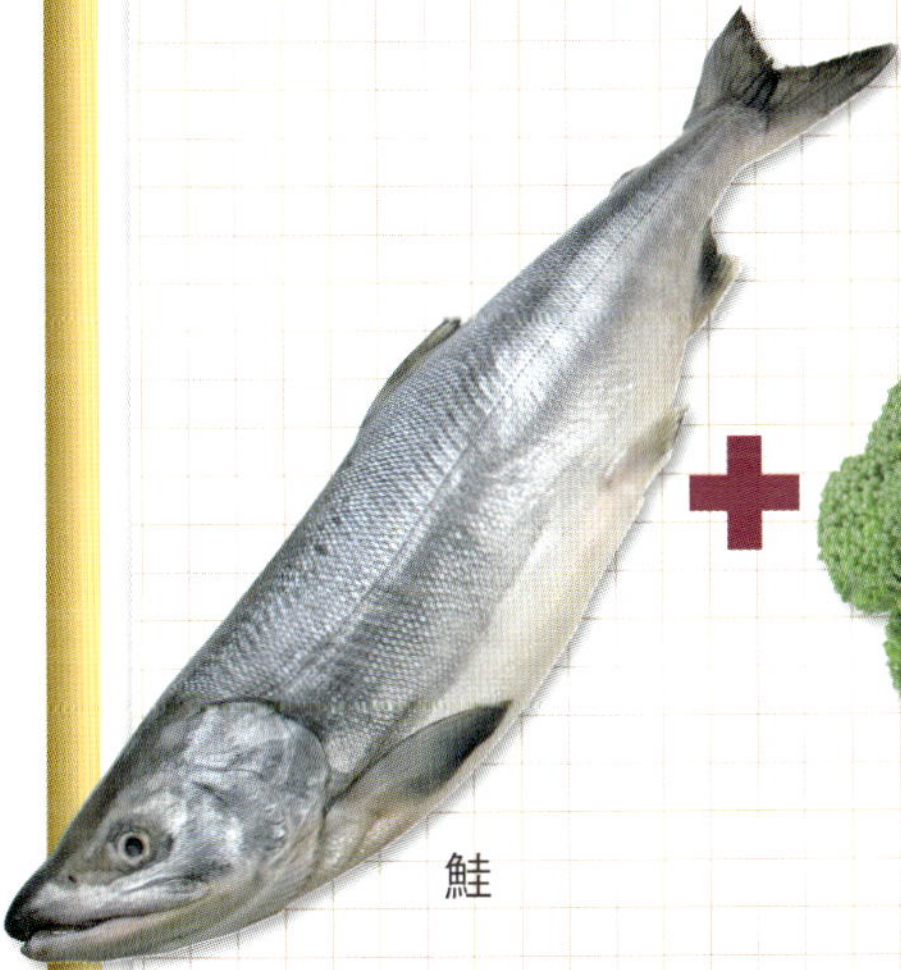

鮭

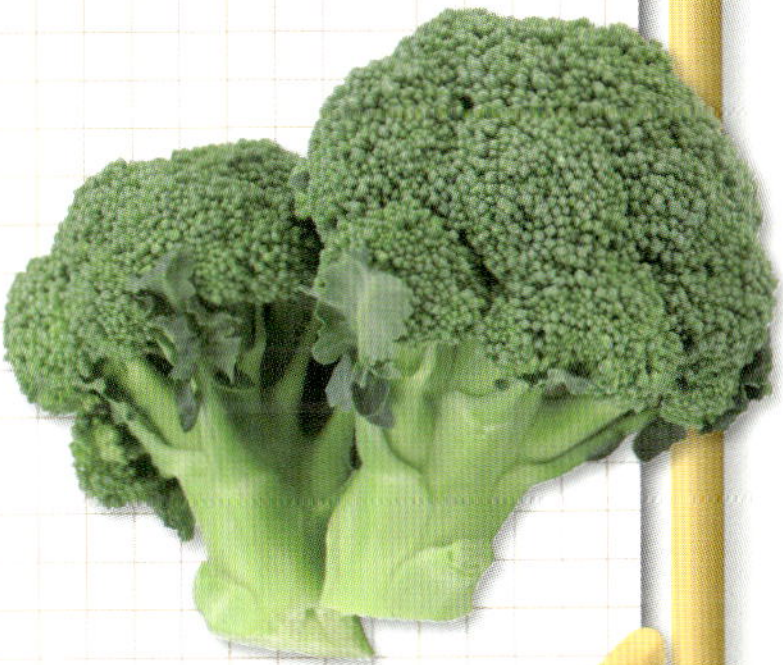

ブロッコリー

免疫力アップで体イキイキ！

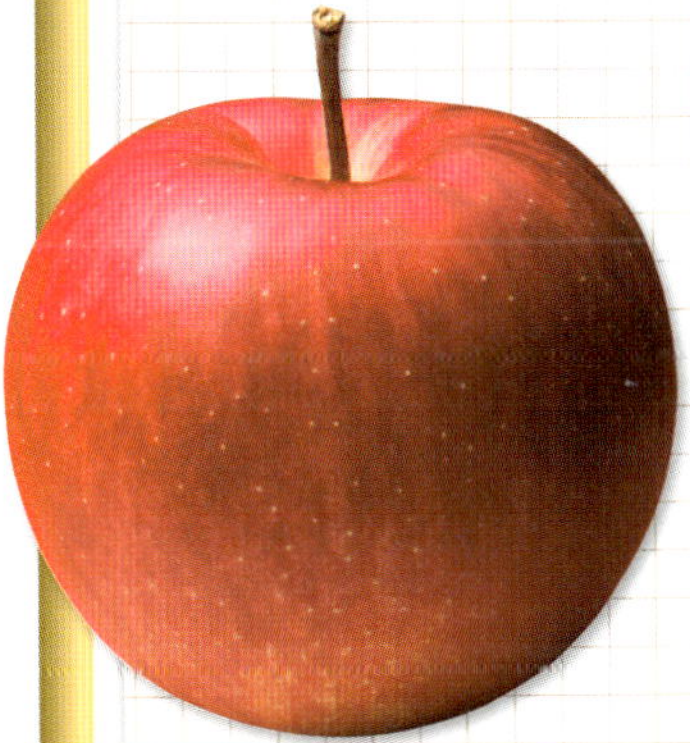

りんご

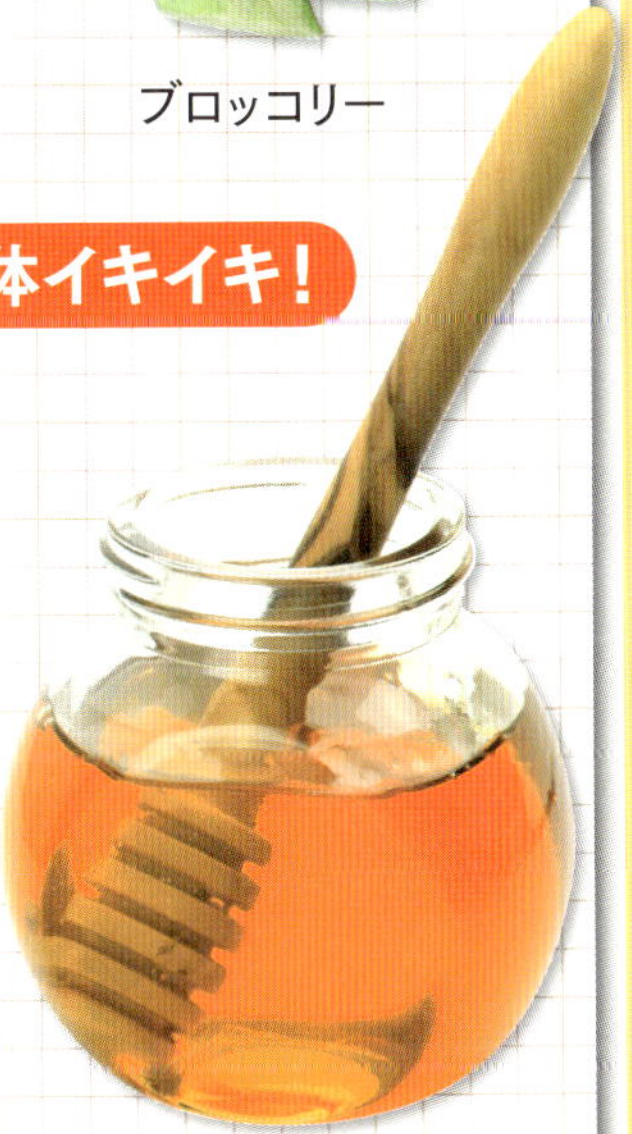

蜂蜜

02 「週2回は食べたい」完全栄養食
——玄米

米（白米、玄米、胚芽米）は、エネルギー（熱量）の供給源として、非常に優れた食材です。便秘の予防・解消効果も知られています。

ただ、精米された白米は、栄養素が不足する食材でもあります。その点、栄養価にすぐれる玄米はおすすめ。

米は、表皮であるもみ殻、ぬか層、芽となって発育する胚芽、その栄養分になる胚乳からなります。もみ殻だけを取り除いたものが玄米です。精米された**白米（胚乳のみ）に比べ、ビタミンB_1は5倍、ビタミンEは7倍、食物繊維は6倍**も含みます。

ビタミンB_1は、エネルギーを生む仕組み（ミトコンドリア内で起こるクエン酸回路）がスムーズに働くのを助けます。ビタミンEには、老化を抑える強い抗酸化作用や美容効果があります。

また、米ぬかの食物繊維には、ガン細胞の増殖を抑えるだけでなく、細胞を非ガン化する成分（イノシトール6リン酸）が大量に含まれています。

胚芽部分には、ビタミンB群やビタミンE、食物繊維、酵素、抗酸化物質のリグナンがたっぷり含まれています。

まさに「**栄養素の宝庫**」なのです。

40歳からの
体に効く食材

玄米

unpolished rice

**週2回、食べるだけで
素晴らしい恩恵が！**

胚芽やぬかの部分は
栄養素の宝庫！

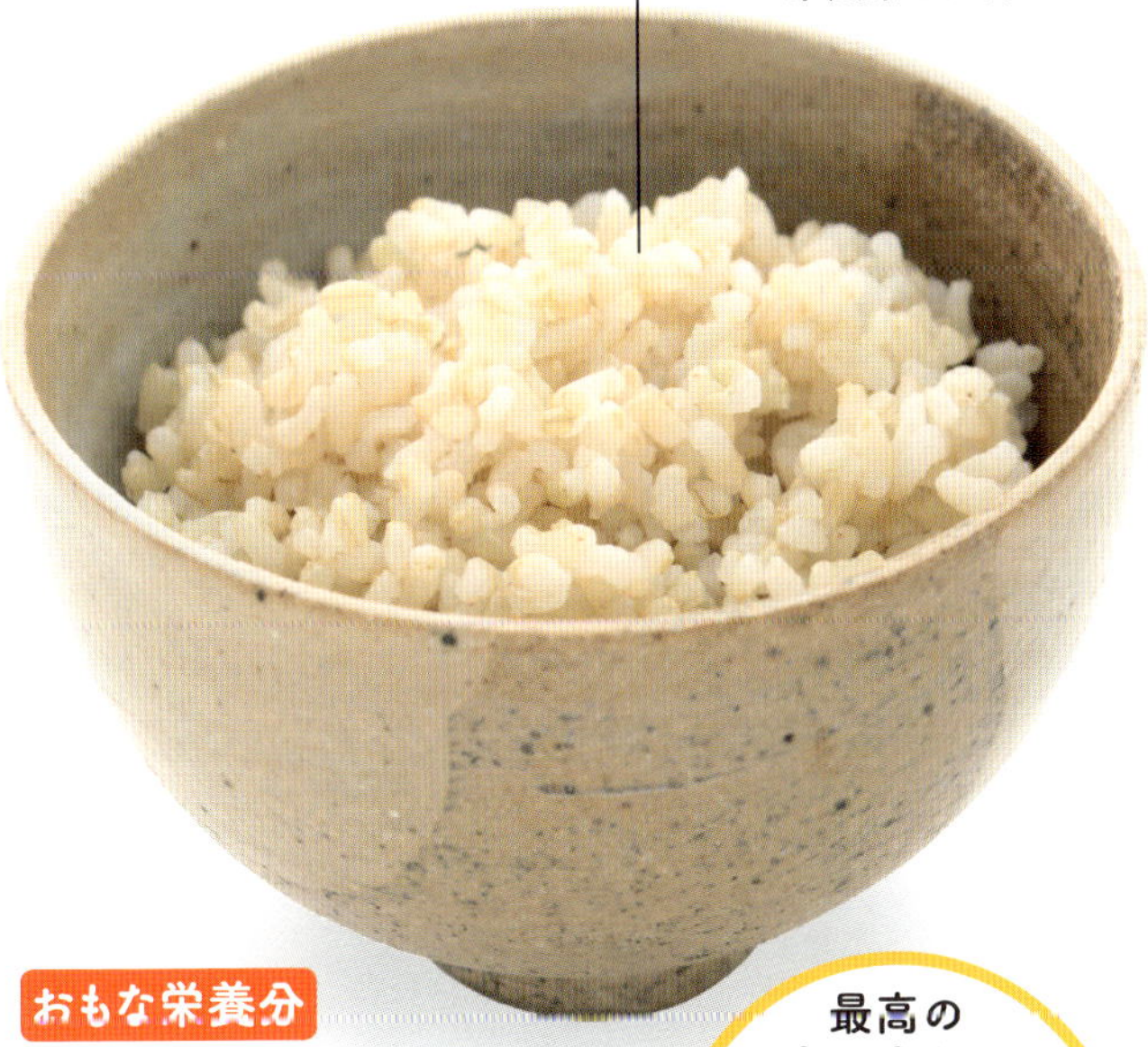

おもな栄養分

ビタミンB_1・E
食物繊維
酵素
リグナン

**最高の
食べ合わせ**

青魚

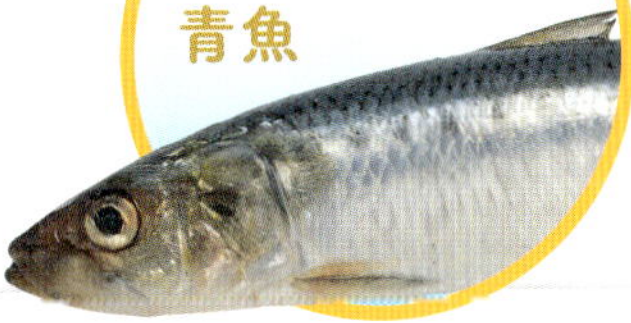

「玄米」のすごい効能

- 肥満を防ぐ
- 老化を防ぐ
- 腸内環境を整える
- 便秘の予防・解消
- 免疫力を高める
- ガンを防ぐ

03 不飽和脂肪酸で「血液サラサラ」に！——鶏肉

私たちの体は6～7割が水分で、2割がたんぱく質でできています。

たんぱく質は、20種類のアミノ酸でできていますが、体内で合成できず、食物から摂らなければならない9種類を「**必須アミノ酸**」と呼びます。

アミノ酸スコアがパーフェクトな食材が、牛や豚、鶏などの肉です。

ただ、牛や豚など四足動物の肉には飽和脂肪酸という油が多く、注意が必要です。動物より体温が低い人間の体内に入ると、凝固しやすくなるからです。

食べるなら、牛肉と豚肉、そして、脂肪量が約半分の鶏肉を加え、それぞれ週1回ずつの計3回にします。

鶏肉にも、飽和脂肪酸は含まれますが、それ以上に、**血液をサラサラにする不飽和脂肪酸が豊富**なので、血液がドロドロになることはありません。

沸騰した湯にくぐらせるのが、脂抜きとして一番の調理法です。しゃぶしゃぶのようにそのまま食べてもよいし、保存して煮物に使うこともできます。

焼く場合は、下ゆでして焼くか、フッ素樹脂加工のフライパンで油をひかずに焼くといった方法もあります。

40歳からの
体に効く食材

鶏肉

chicken

皮なしであれば
高たんぱく・低脂肪！

不飽和脂肪酸が豊富

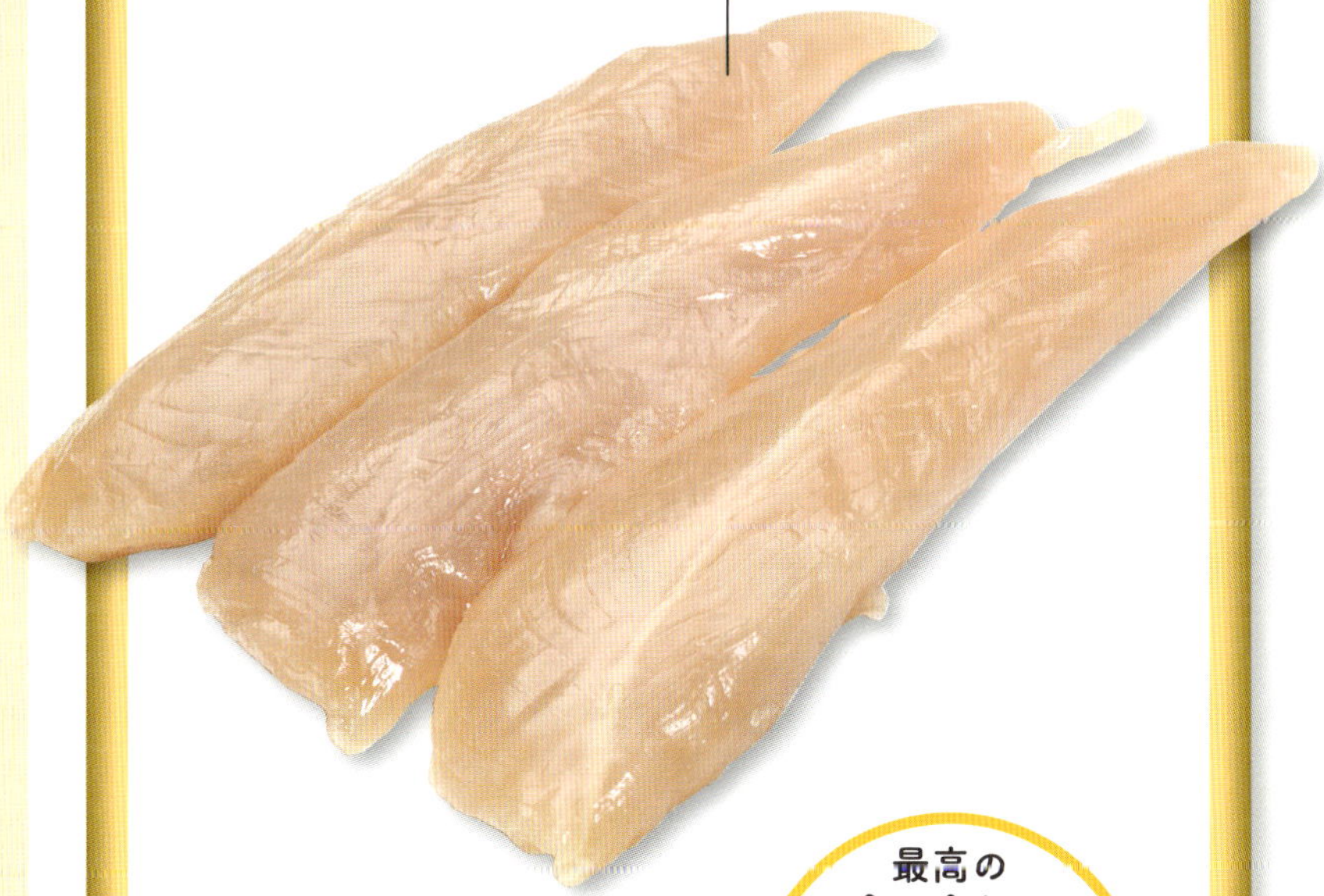

おもな栄養分

たんぱく質
ビタミンK
セレン

最高の
食べ合わせ

トマト

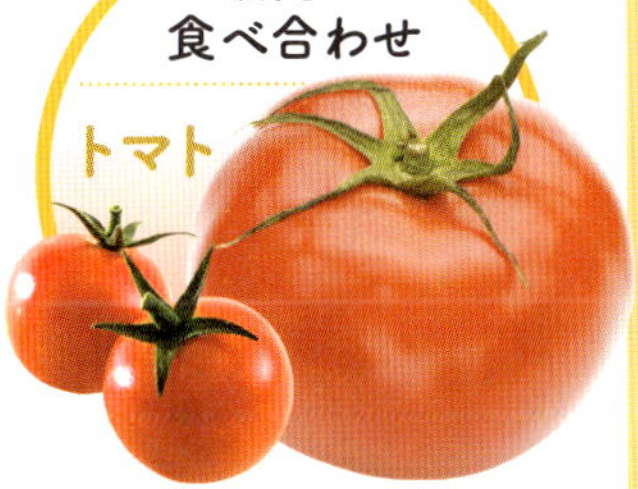

「鶏肉」のすごい効能

- 疲労回復
- 美肌・健康肌効果
- 免疫力を高める
- 貧血の予防

04 究極のアンチエイジング・フード

——鮭

鮭は、古くから「**薬食い**」と呼ばれ、かぜ予防の食材として親しまれています。身が赤いため、赤身魚と思われがちですが、白身魚です。赤い色は「アスタキサンチン」という天然色素によるものです。

この色素は、ビタミンＥ、β《ベータ》カロテン、リコピンなどの脂溶性抗酸化物質のなかで**一番抗酸化力が強力**です。

アスタキサンチンは、鮭が産卵のために川を遡上《そじょう》する直前に食べるプランクトン、藻、海老、蟹の幼生に多く含まれます。これらが鮭の体内ですぐに代謝され、その後、鮭が産卵するまでの１週間あまり、活性酸素による**酸化などさまざまな障害から体を守る**のです。活性酸素の除去は、老化を抑えることにつながります。

鮭には、かぜへの抵抗力を高めるビタミンＡ、代謝を促進するビタミンＢ群、抗酸化作用が強力なビタミンＥも多く含まれます。また、ビタミンＤの含有量が飛び抜けて多く、骨粗鬆症の予防におおいに役立ちます。

そして、ハラスやイクラには、血液をきれいにして動脈硬化やボケを防止する不飽和脂肪酸のＥＰＡ（エイコサペンタエン酸）、ＤＨＡ（ドコサヘキサエン酸）が豊富です。鮭は、「病気予防食」としても優れた食材です。

鮭

salmon

「薬食い」と呼ばれる
究極のアンチエイジング・フード！

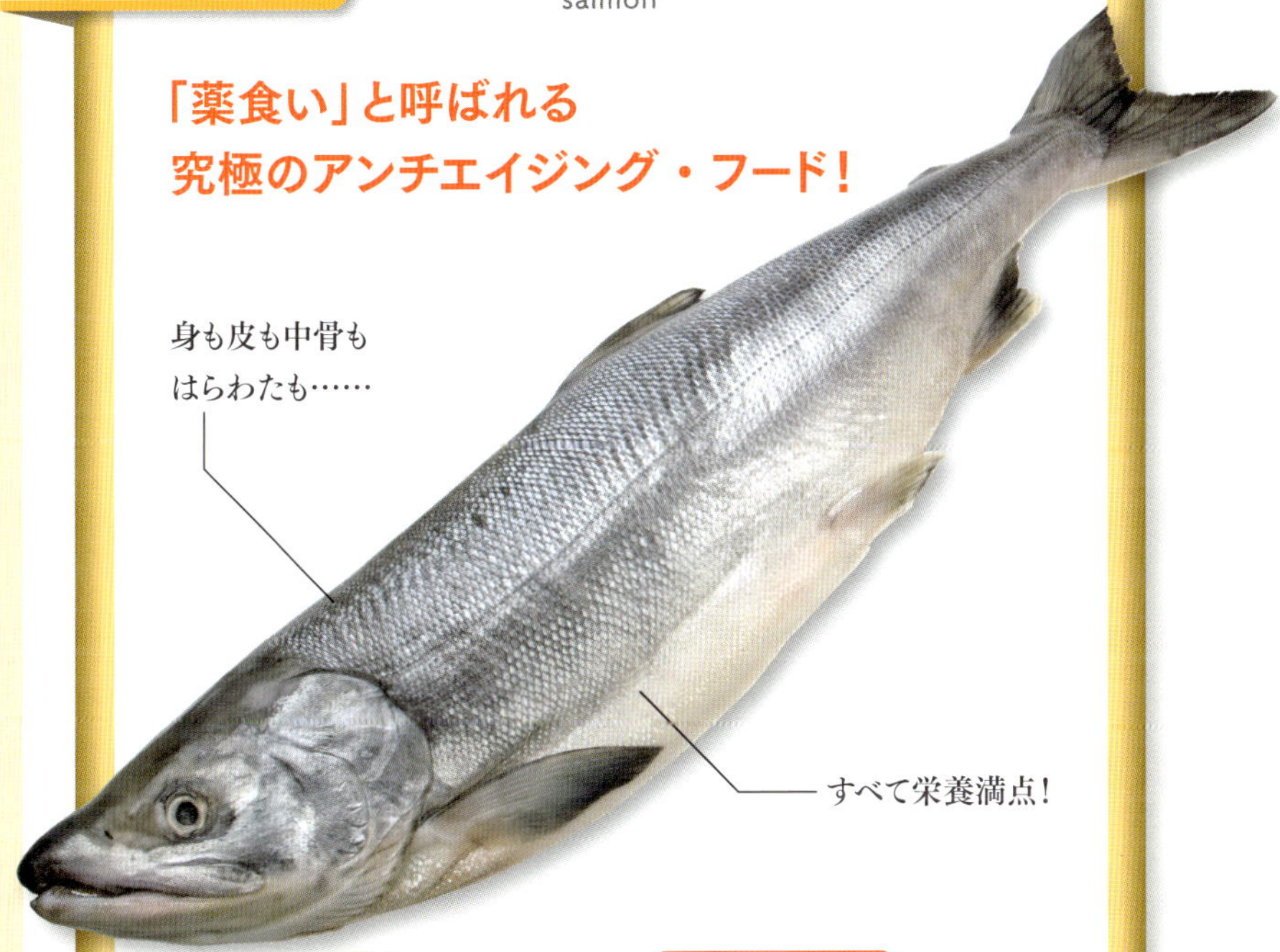

**最高の
食べ合わせ**

ブロッコリー

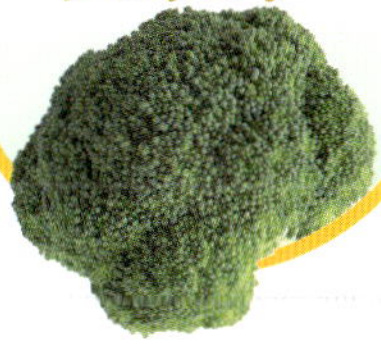

おもな栄養分

ビタミンA・D・B群・E
たんぱく質
βカロテン
DHA、EPA

「鮭」のすごい効能

- 老化を防ぐ
- 肥満を防ぐ
- かぜを防ぐ
- 免疫力を高める
- ガン、骨粗鬆症、動脈硬化、糖尿病を防ぐ

05

鯵、鰯、秋刀魚は「脳も体も若くする」！——青魚

青背の魚（青魚）は、健康食材として世界中から注目されています。良質のたんぱく質、カルシウム、鉄などのミネラル、不飽和脂肪酸に富む栄養素の宝庫です。

注目すべきは、不飽和脂肪酸であるＥＰＡとＤＨＡ。鮭とともに鯵《あじ》、鰯《いわし》、鯖《さば》、秋刀魚《さんま》、鰤《ぶり》などの青魚に豊富で、血液の流れをサラサラにして心筋梗塞や脳梗塞などを防ぎます。ガンの発症を減らす効果もあります。

青魚は**人生を壊す病を予防・改善する大事な食材**です。

「**魚を食べると頭がよくなる**」と言われます。これは、ＤＨＡによって脳の情報伝達がスムーズになるからです。魚は「脳の若返り」「ボケ防止」にも、有効な食材なのです。

厚生労働省は、ＥＰＡとＤＨＡの摂取を合わせて１日に１グラム以上をすすめています。鮭、鯖だと１切れ、鰯、秋刀魚は中１尾、刺身ならば鮪の中トロで２切れ、鯛は２～３切れで十分にとれる量です。

注意したいのは、ＥＰＡやＤＨＡは、魚を焼く、煮る場合は約２割減少し、揚げた場合だと６～７割減と、調理によっていちじるしく損なわれてしまうこと。魚はできるだけ、**刺身で食べることがおすすめ**です。

40歳からの
体に効く食材

青魚
blue-skin fish

「毎日1食は魚」が理想！

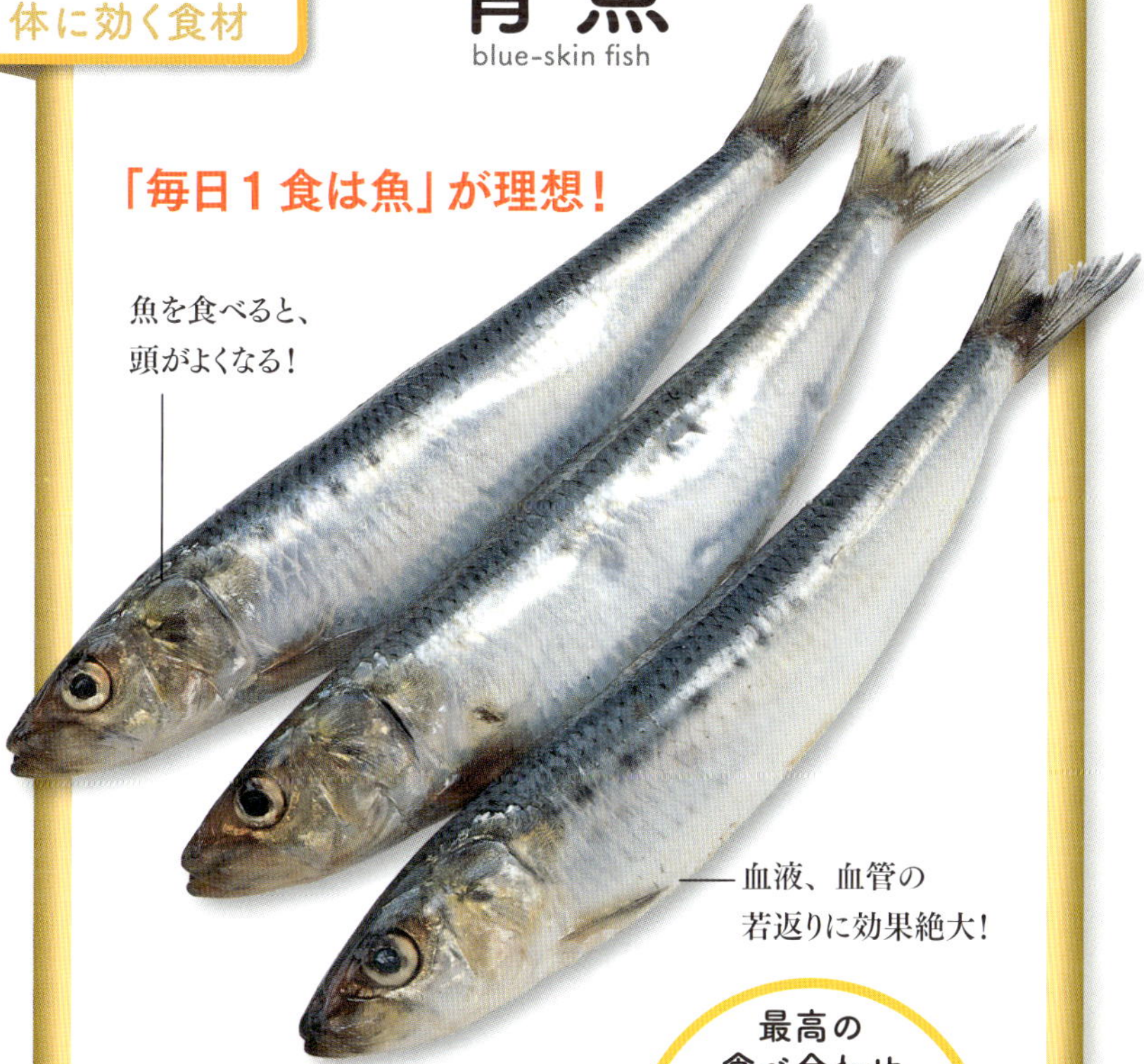
魚を食べると、
頭がよくなる！
血液、血管の
若返りに効果絶大！

おもな栄養分

たんぱく質
カルシウム
鉄分
DHA、EPA

**最高の
食べ合わせ**

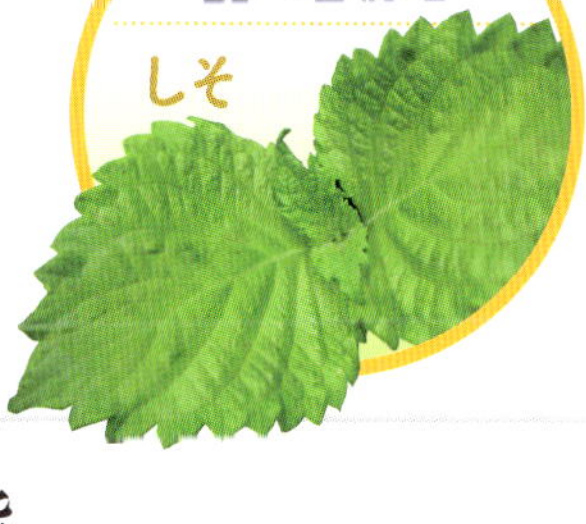
しそ

「青魚」のすごい効能

- 血液をサラサラにする
- ガン、心筋梗塞を防ぐ
- 脳を活性化する

06 栄養素がいっぱい「海のミルク」！

——牡蠣

「海のミルク」と呼ばれる牡蠣は、ぜひとも日常食に加えたい食材です。亜鉛はもちろん、貝類のおいしさの源であるグリコーゲン、タウリン、鉄などのミネラルや、さまざまなビタミンを豊富にバランスよく含み、卵に匹敵する**栄養素の宝庫**なのです。

とくに**牡蠣の亜鉛含有量は、ウナギなどほかの食材の3倍**もあり、牡蠣2粒で1日の必要量が摂取できます。

亜鉛の働きで塩分の過剰摂取を防いでくれますから、牡蠣の常食は味覚を薄味好みに変えて、肥満の予防・解消にも役立ちます。

亜鉛は「**生殖のミネラル**」とも呼ばれるように、生殖細胞の代謝には不可欠で、精子の生産にもかかわっています。不足すると、遺伝子が傷つきやすくなったり、ＤＮＡの組み換えミスが起こって発ガンにつながります。

また、抗酸化力や免疫力の強化、視力の維持にも欠かせないミネラルでもあります。肌が荒れたりただれたりするのも、亜鉛不足が一因です。

そして、アミノ酸の一種であるタウリンは、血圧の正常化、総コレステロール値の低下、ＨＤＬ（善玉）コレステロールの増加などに効果があります。

40歳からの体に効く食材

牡蠣

oyster

カエサル、ナポレオンも絶賛した「スタミナ食」！

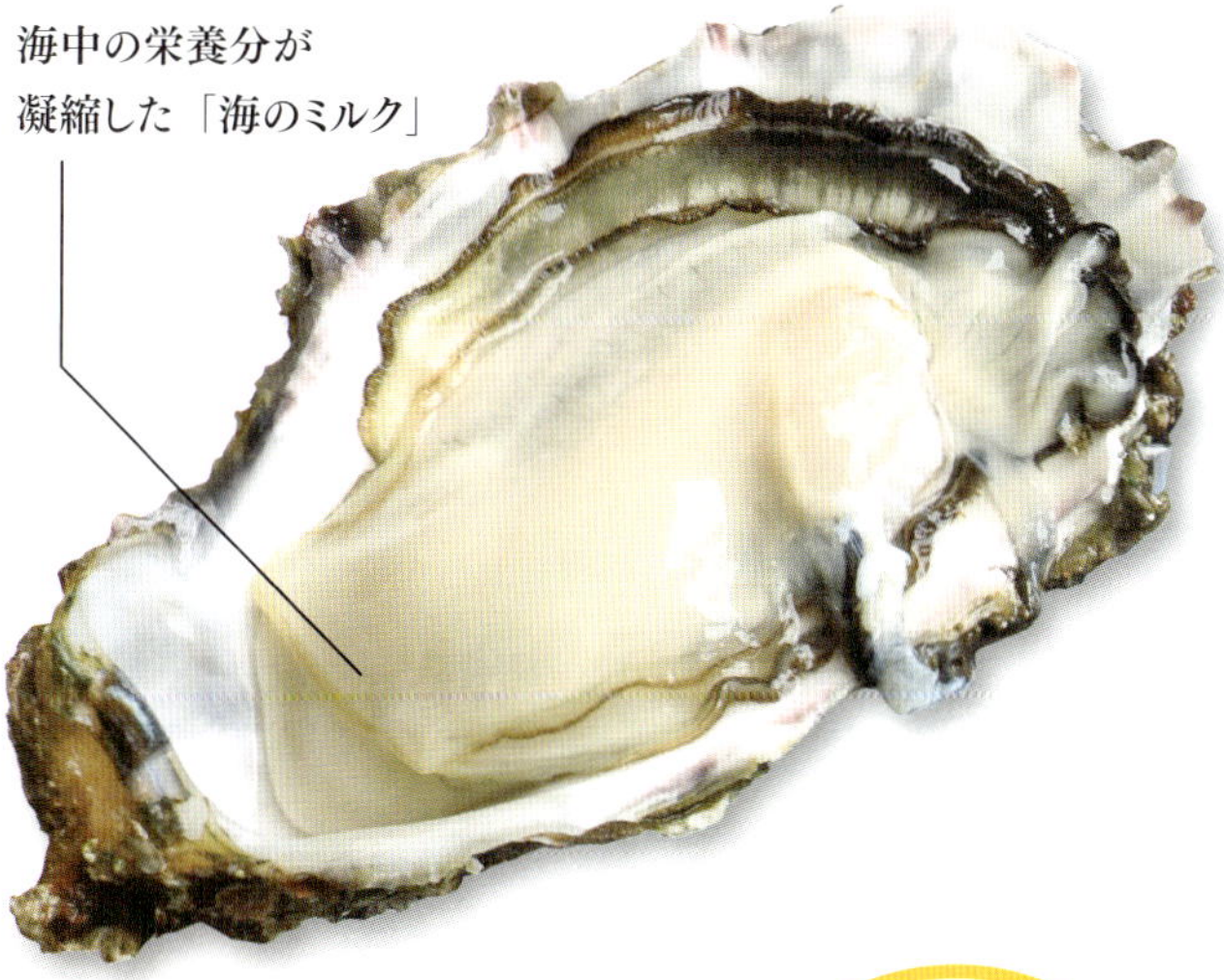

おもな栄養分

亜鉛
ビタミンB_1・B_2
グリコーゲン
タウリン
鉄分

最高の食べ合わせ

酢

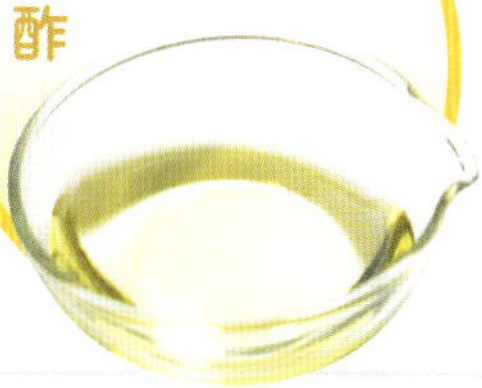

「牡蠣」のすごい効能

- 味覚を正常に保つ
- 肝臓の代謝を改善
- 免疫力を高める
- 肥満の予防・解消
- 貧血を改善
- ガンを防ぐ

07 「太らない体」づくりに必須の食材——大根

焼き魚には大根おろし、刺身にはつま——。

この定番の添え物には、科学的な根拠があります。

大根が持つ酵素としてよく知られているのがジアスターゼです。唾液アミラーゼと同様に糖質を分解します。

焼き魚のコゲはＡＧＥｓ（終末糖化産物）と呼ばれ、発ガン性があると言われています。大根は、それを解毒するオキシターゼという酵素も豊富です。

これらの食物酵素は、生の食材、発酵食品に含まれます。食物繊維との相乗効果により代謝を活発化させ、**肥満の予防・解消におおいに役立ちます**。

また、大根の辛み成分であるイソチオシアネートは、殺菌作用のほか、強力な抗酸化物質として、血栓防止やガン予防に有効に働きます。イソチオシアネートは細胞が壊れる際に生成されるので、**細く刻んだり、おろしたりすると効率よく摂取できる**のです。

大根は、**天日干しすることで栄養素が凝縮**されます。切り干し大根は、体を塩害から守るカリウムが生の14倍にもなります。骨や歯を丈夫にするカルシウム、貧血を防ぐ鉄分、代謝を促進するビタミンB1・B2の含有量もけた違いに多く、食物繊維も豊富になります。

40歳からの
体に効く食材

大根

Japanese radish

消化酵素たっぷりの
大根おろしで肥満を撃退！

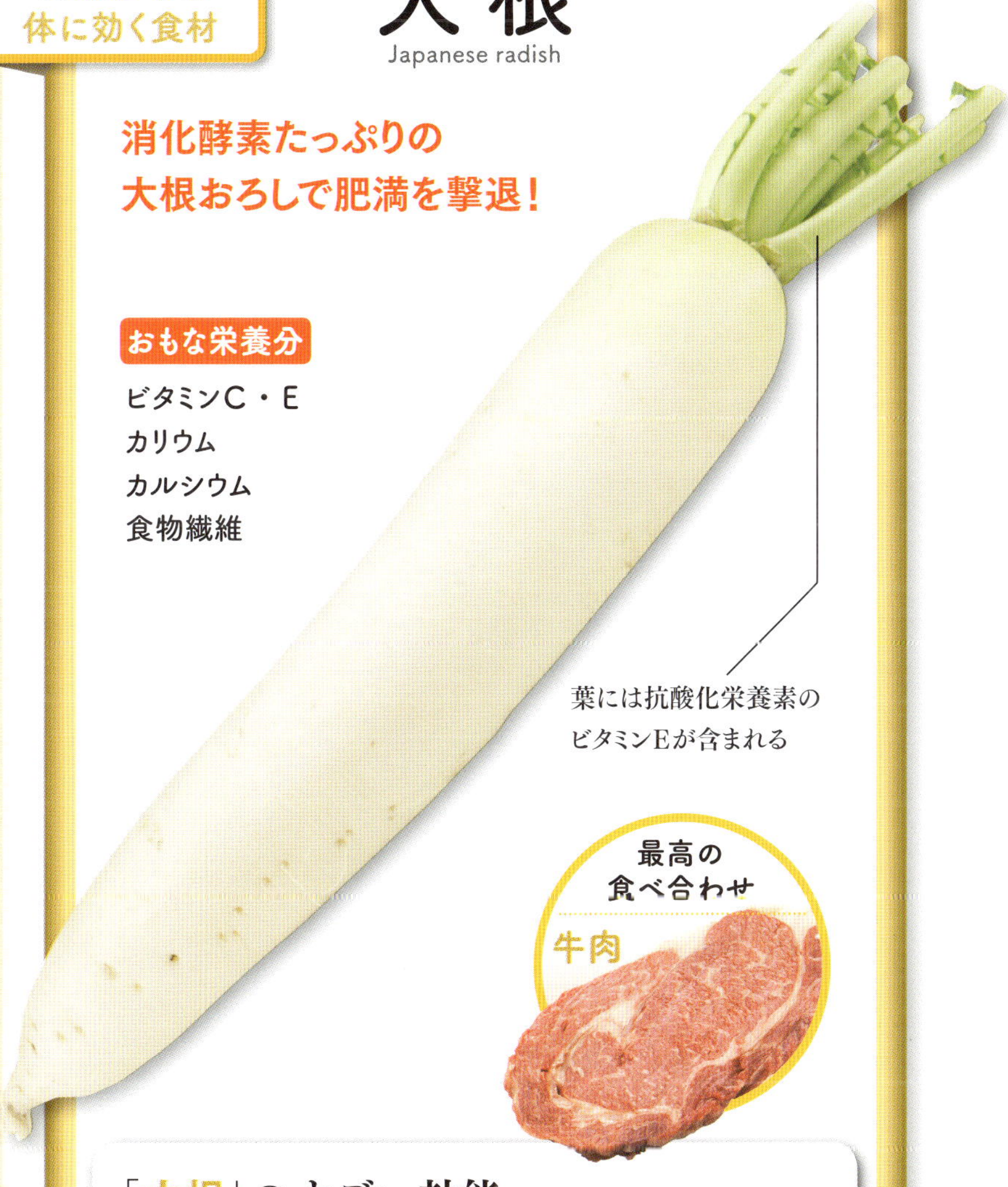

おもな栄養分

ビタミンC・E
カリウム
カルシウム
食物繊維

葉には抗酸化栄養素の
ビタミンEが含まれる

最高の
食べ合わせ

牛肉

「大根」のすごい効能

- 消化の促進
- 代謝を上げる
- 抗酸化作用
- 解毒作用
- 殺菌作用

08 古代ギリシャから今に伝わる「万能食材」——キャベツ

キャベツは、ブロッコリーやカリフラワー、ケール、ルッコラそして大根と同じアブラナ科の野菜。新鮮野菜の代表で、1年を通じて大量に生産されています。

生だけでなく、ロールキャベツやザワークラウト（ドイツ料理の酢漬けキャベツ）など温野菜料理としても食べやすく、広く親しまれています。

キャベツは、甘味成分（糖質）が豊富で、「甘藍《かんらん》」という別名を持ちます。含まれる栄養素は、食物繊維に葉酸、ビタミンC・K・U。

特筆すべき成分は、一般には**「キャベジン」の名称で知られるビタミンU**です。ビタミンと名称がついていますが、じつはアミノ酸の一種で、胃や十二指腸の潰瘍《かいよう》の修復を行なったり、その予防に威力を発揮します。

古来、ヨーロッパでは**胃潰瘍や胃弱者にキャベツのしぼり汁を飲ませて治療する民間療法**があります。ビタミンUの発見は、この民間療法から生まれています。

ビタミンKは、出血の際に血液を固めて止血する作用があり、骨の健康維持にも欠かせないビタミンです。

また、葉酸はビタミンB群の一種で、血液の健康に重要な役割を果たします。

40歳からの
体に効く食材

キャベツ

cabbage

キャベジン――
胃腸にやさしい野菜

生でも温めても
栄養バツグン

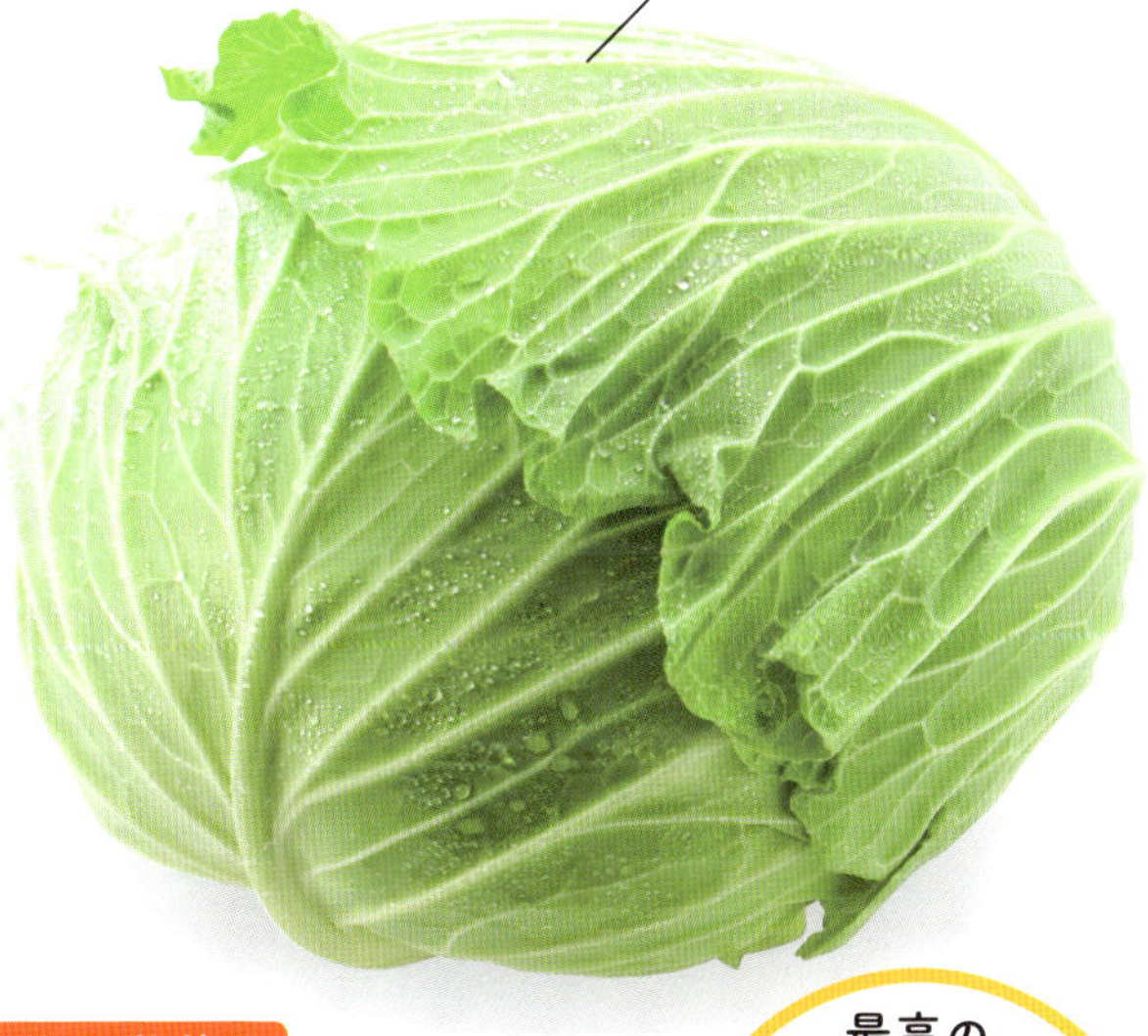

おもな栄養分

食物繊維
葉酸
ビタミンC・K・U

最高の
食べ合わせ

グレープフルーツ

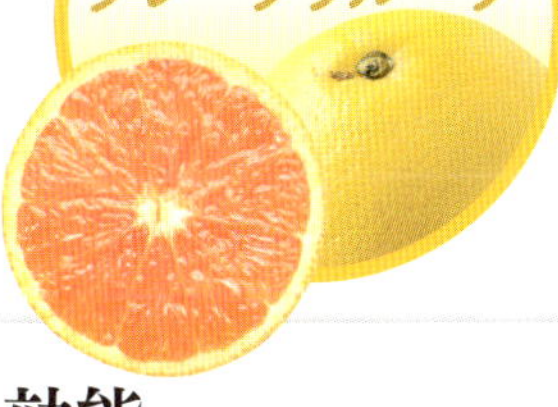

「キャベツ」のすごい効能

- 胃腸を強くする
- 老化を防ぐ
- 血液をサラサラにする
- ガンを防ぐ

09 抗酸化力バツグンの野菜の王様！——ブロッコリー

ブロッコリーは、２００種類以上のフィトケミカル（植物栄養素）を含む「**野菜の王様**」です。

豊富なクロロフィル（葉緑素）は、強力な抗酸化作用とともに、血中のＬＤＬ（悪玉）コレステロールを減らし、ＨＤＬ（善玉）コレステロールを増やします。

注目すべきは、スプラウト（新芽）に含まれる辛み成分。成熟したブロッコリーの約8倍も存在しています。

また、**強力な抗酸化力とともに、その効力の持続性**にも優れ、週に2回も食べれば、継続した効果が期待できます。

この辛み成分は体内で「スルフォラファン」という物質に変化し、食事や呼吸で体内に取り込まれた**有害物質を解毒する酵素を活性化する**のです。

たとえば、肝臓の本来の力を引き出し、二日酔いの原因物質、アセトアルデヒドの分解を促すことも明らかになっています。

また、発ガン物質を解毒する酵素や活性酸素の消去酵素を活性化させます。胃ガンの遠因となるピロリ菌を減らす効果があることもわかってきています。

まさに「老い知らずの体」をつくる食材なのです。

40歳からの
体に効く食材

ブロッコリー

broccoli

200種類以上のフィトケミカルを含む「野菜の王様」！

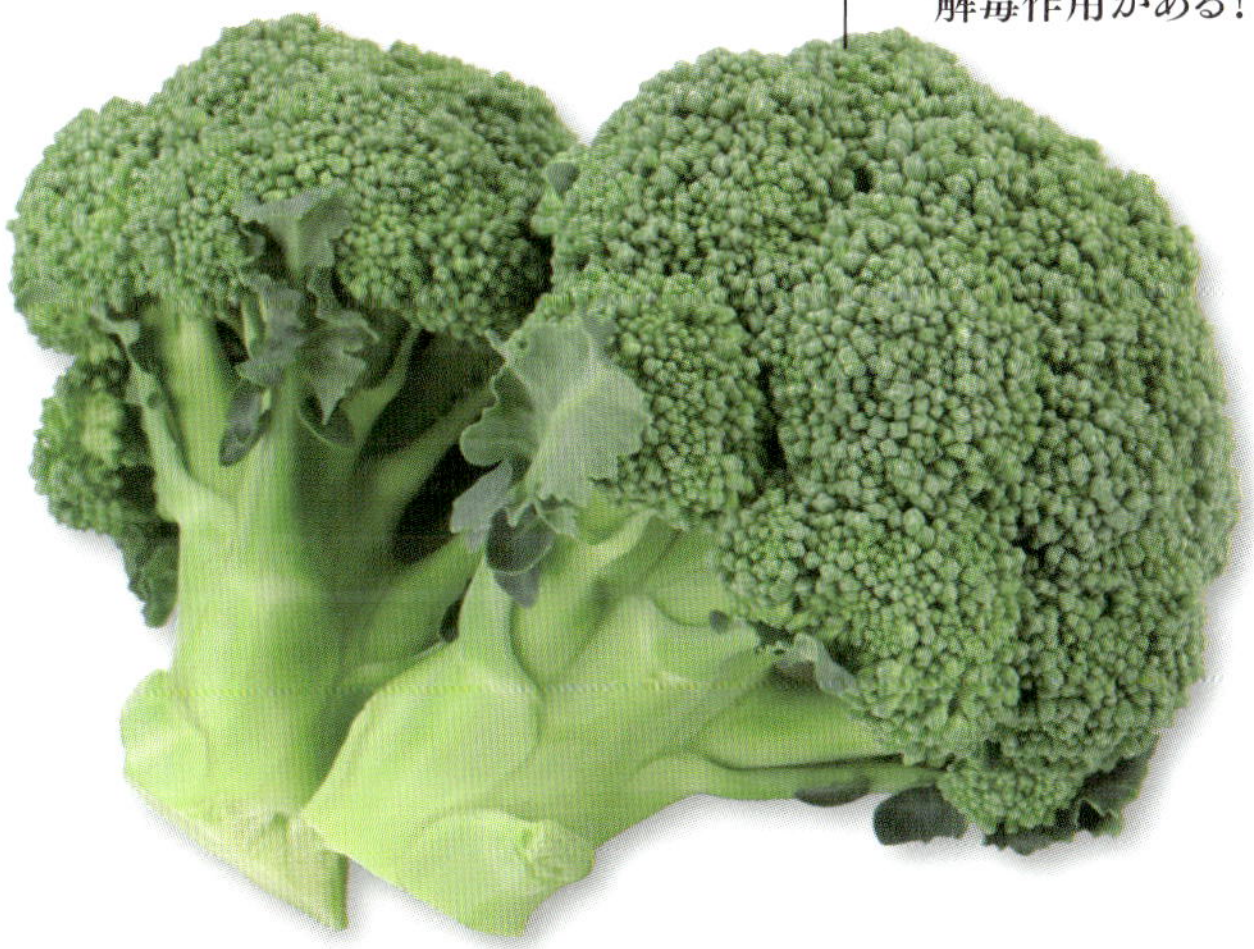

新芽には
解毒作用がある！

おもな栄養分

クロロフィル
食物繊維
ビタミンA・C・E
カルシウム
カリウム

最高の
食べ合わせ

オリーブ油

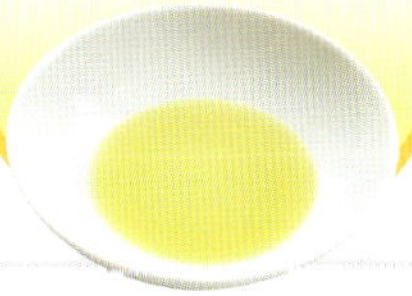

「ブロッコリー」のすごい効能

- 抗酸化作用
- 解毒作用
- 血液をサラサラにする
- 免疫力を高める
- ガンを防ぐ
- 便秘の予防・解消

10 まるごと「若返り栄養素」

——にんじん

「赤くて温まるもの」——。

にんじんの学名、ギリシャ語「Daucus《ダウカス》 Carota《カロータ》」の意味です。

にんじんに大量に含まれるβカロテンが活性酸素を除去することで免疫力が上がり、血液のめぐりが改善されます。その結果、体はポカポカと温まります。じつは、英名「carrot《キャロット》」は、βカロテンが語源なのです。

βカロテンは、皮膚の新陳代謝を盛んにし、紫外線による肌の老化を防ぐ働きをします。また、疲れ目の回復や視力低下、白内障の予防など、**アンチエイジング全般に高い効果を発揮**します。

近年、βカロテンに脳の認知機能を高める働きがあることが明らかにされつつあり、ボケ防止の効果も注目されています。

βカロテンは**油を使って調理すると吸収率が3～10倍も高まる**とされています。

βカロテンは皮に近い部分に多く含まれているため、皮は薄く剥きます。

また、皮は、ごぼうと一緒にきんぴらにすれば、にんじんの栄養分を余すことなく摂れます。

40歳からの
体に効く食材

にんじん

carrot

**血液サラサラ、
体ポカポカ！**

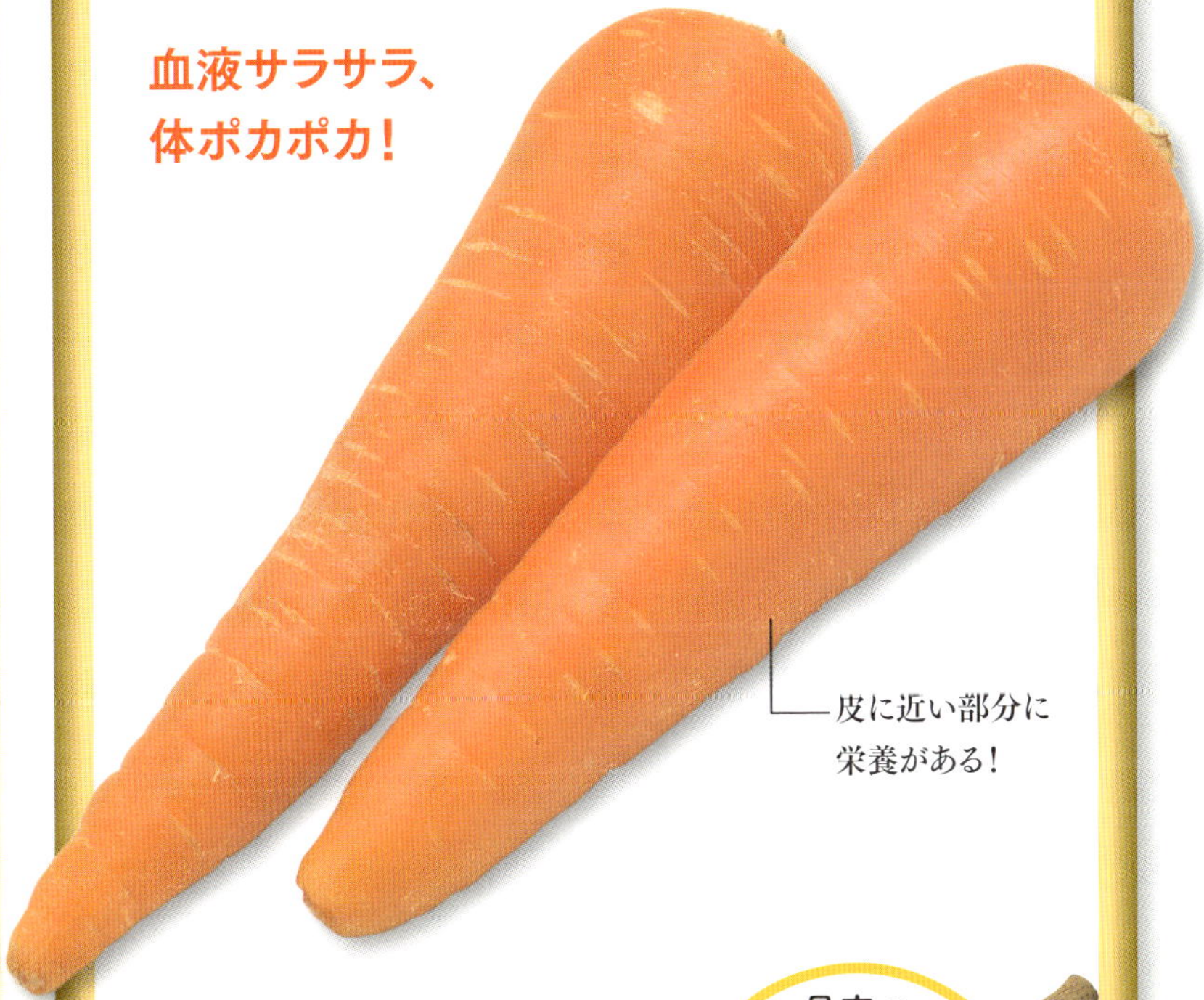

おもな栄養分

βカロテン
ビタミンB群・C
カリウム
カルシウム
鉄分

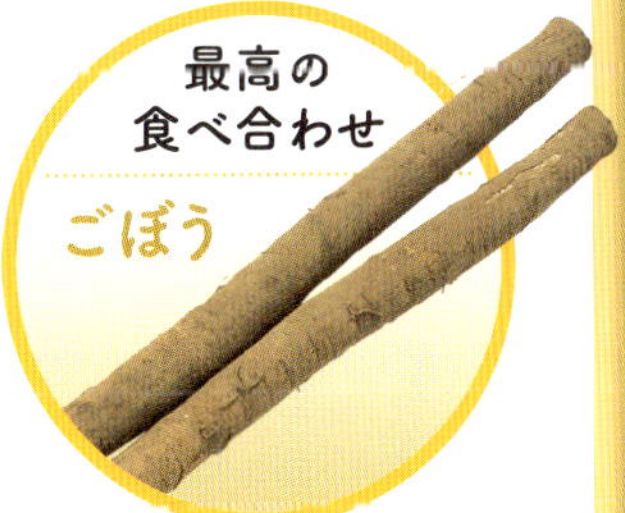

「にんじん」のすごい効能

- 動脈硬化を防ぐ
- ボケを防ぐ
- ガンを防ぐ
- 美肌効果

11 男性の強い味方「食べる精力剤」!?
——トマト

「**トマトが赤くなる（熟す）と医者は青くなる**」——。

そうした俗諺《ぞくげん》があるほど、トマトは優れた健康食材です。

トマトの果皮や果肉は、強力な抗酸化物質カロテノイドを代表する橙黄色《とうこうしょく》のβカロテン、真っ赤なリコピンをたっぷり含んでいます。

βカロテンには、紫外線によって発生した活性酸素を無毒化して、しみ、そばかすの原因となるメラニン色素の生成を抑える働きがあります。

また、**βカロテンは、体内で必要な量だけのビタミンAに変換される**ことから「プロビタミンA」とも呼ばれます。ビタミンAには、皮膚の粘膜を形成したり肌の角質化を防いだりする作用があります。

一方、リコピンも強力に老化を抑えます。βカロテンの2倍以上もある抗酸化力で発ガンを防いだり、ほかの生活習慣病も予防・改善します。

トマトを食べた後のβカロテン、リコピンの体内分布を見ると、ともに肝臓、副腎（全身に影響を与えるホルモンを多種分泌する器官）、睾丸などの臓器に大量に存在しています。この理由から、じつは「**トマトは精力剤**」とも言われています。

40歳からの
体に効く食材

トマト

tomato

「精力剤」と言われるほどの強壮効果！

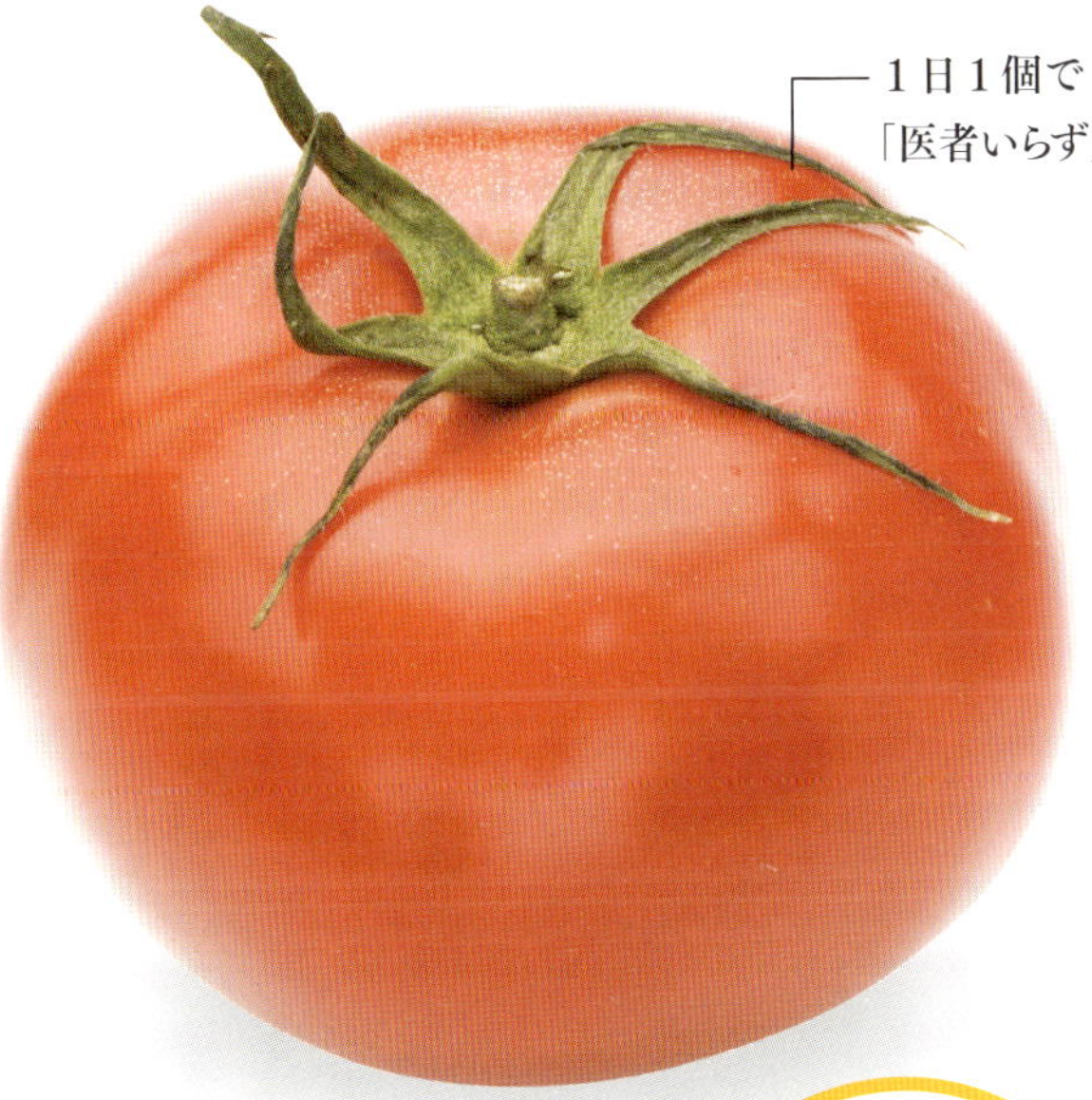

1日1個で
「医者いらず」！

おもな栄養分

βカロテン
リコピン
ビタミンC・B_6
カリウム

最高の
食べ合わせ

りんご

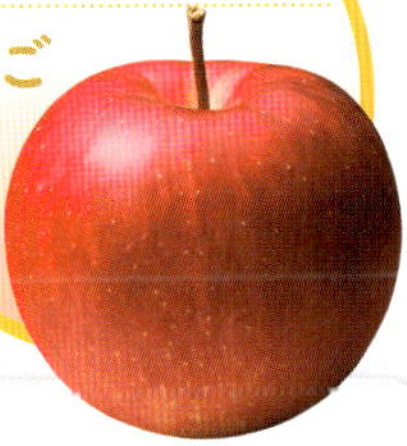

「トマト」のすごい効能

- 美肌・美白効果
- 精力増強
- 老化を防ぐ
- ガンを防ぐ
- 生活習慣病の予防・改善

12 臭い成分が免疫力を一気に高める——にんにく

古代エジプトのピラミッド建設の際、重労働の作業者に対する栄養補給のために活用された食材。それが、「にんにく・かぶ・玉ねぎ」です。古代ギリシャの歴史家ヘロドトスは、その費用が莫大だったと記しています。

にんにくの語源は、仏教用語の「忍辱《にんにく》」です。修行僧が荒行に耐える体力養成に、にんにくや野蒜《のびる》を食べていたことから出た言葉と伝えられています。今でもにんにくは、スタミナ源として親しまれています。

臭い成分の硫黄化合物アリシンには、代謝を活発化させる働きがあります。この作用が、**免疫力強化、疲労回復に効果を発揮**するのです。**ガン予防食材のトップ**に挙げられているほか、高血圧の降圧作用、血栓防止、ＬＤＬコレステロールや中性脂肪を減らすといった効用があることがわかっています。

一方で、アリシンには強い酸化作用があり、胃弱の人は胃の粘膜が傷ついたり下痢を起こしたりします。**1日2片以内にして、食べすぎないように注意**しましょう。

にんにくは、切ったり潰したりするとアリシンが増えます。そこで、みそ漬け、焼酎漬けのように、丸ごと調理すれば臭いも抑えられます。

40歳からの体に効く食材

にんにく

garlic

強壮効果バツグン！

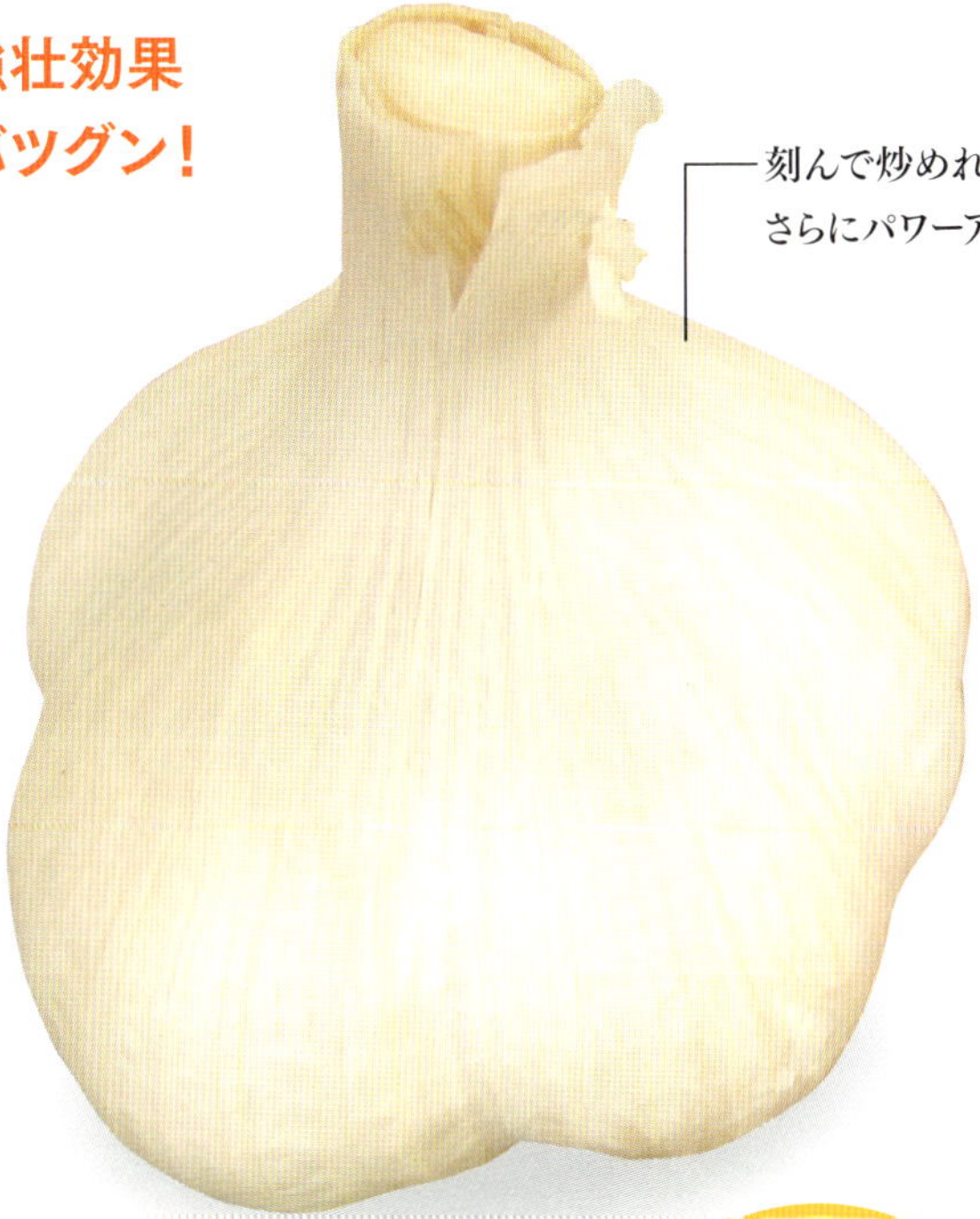

刻んで炒めれば、さらにパワーアップ

おもな栄養分

アリシン
カリウム
ビタミンB_1・B_2

最高の食べ合わせ

卵

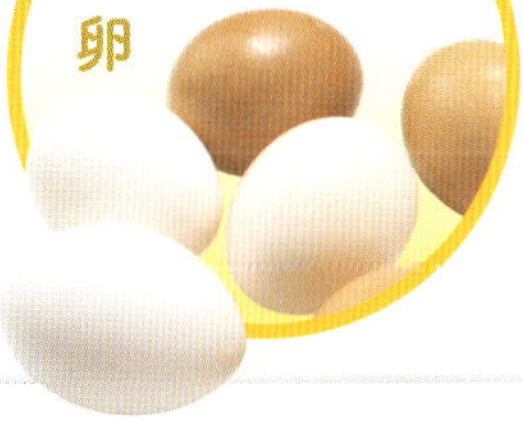

「にんにく」のすごい効能

- 疲労回復
- 免疫力を高める
- 代謝を上げる
- ガンを防ぐ

13 デトックス効果で「肌がツヤツヤ」に！――玉ねぎ

玉ねぎは野菜のなかでもっとも糖質が多く、ほとんどがエネルギー源として使われます。夏バテ気味なときには、**ビタミンB_1が豊富な豚肉と組み合わせて食べると疲労回復に効果的**です。

また、玉ねぎに含まれるフィトケミカルは抗酸化力が強く、新陳代謝を盛んにしたり便秘を解消し、美肌づくりに効果を上げます。

独特の辛みと香りの成分は、硫化アリルです。

硫化アリルには**血液をサラサラにする働き**があります。これにより血管が若返って弾力を取り戻し、動脈硬化や高血圧を防ぎます。

血糖値を下げ、糖尿病のリスクを下げる作用もあります。また、発ガン物質を除去する働きもあります。

最近、玉ねぎの外皮に多く含まれるケルセチンにも、デトックス効果（解毒作用）があると認められています。ケルセチンは脂肪の吸収抑制効果が高く、**過剰な体脂肪を排出する**のを助けます。

玉ねぎは生で食べる場合も加熱して食べる場合も、切ってからそのまま15分ほど置いておくと栄養成分が安定すると言われています。

40歳からの
体に効く食材

玉ねぎ

onion

独特の辛みと香りが、血管を若くする！

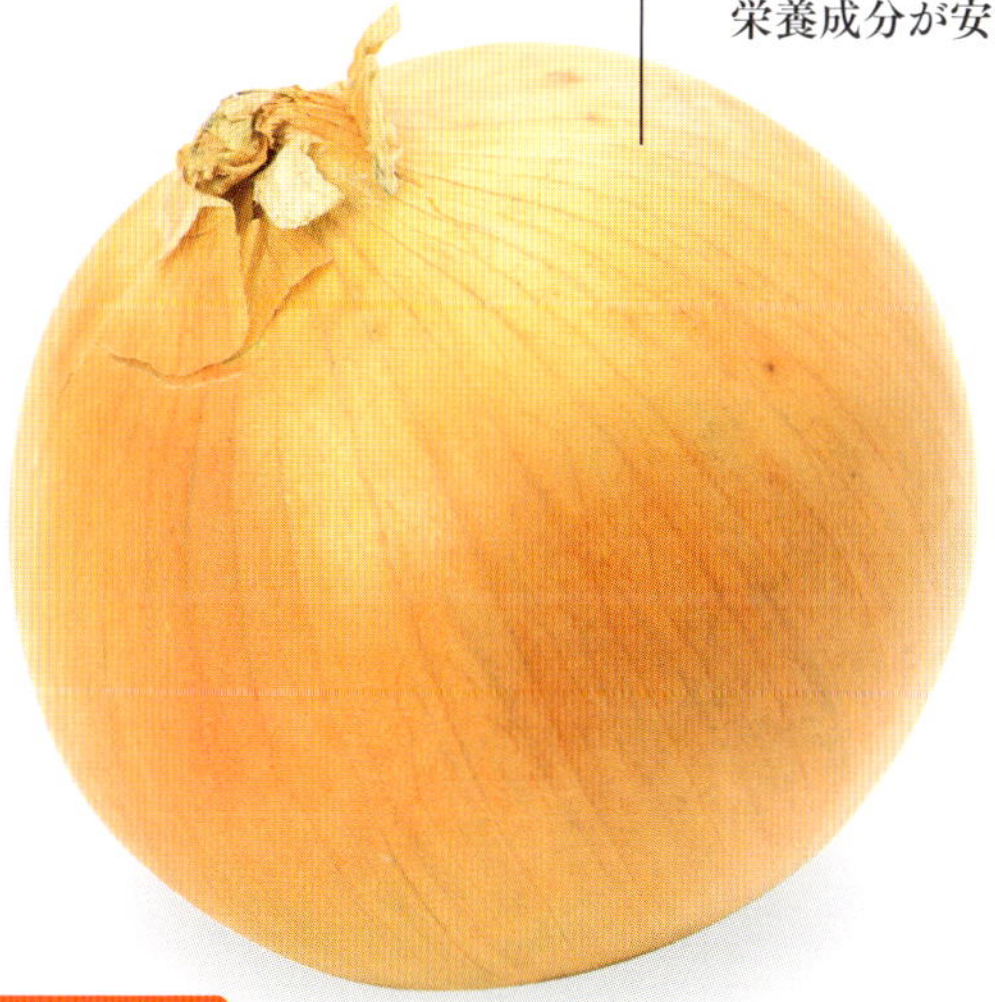
切ってから15分置くと
栄養成分が安定する

おもな栄養分

硫化アリル
糖質
ビタミンB1・B2・C
カルシウム
カリウム

最高の食べ合わせ

豚肉

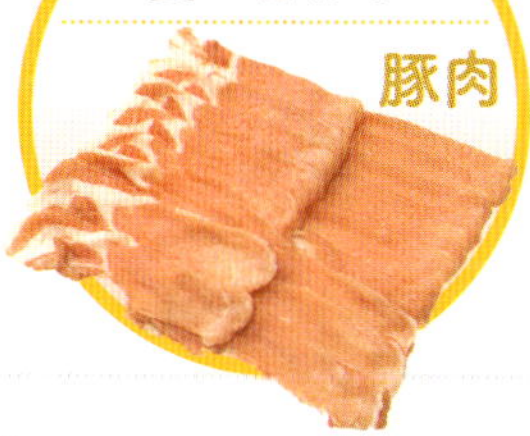

「玉ねぎ」のすごい効能

- 疲労回復
- 精力増強
- 血糖値を下げる
- 動脈硬化を防ぐ
- 高血圧を防ぐ

14 「魔法の食材」の正しい食べ方
——ゴマ

古来、健康によいとされるゴマは、漢方では**滋養強壮の食べ物**とされています。老化防止、白髪予防の特効薬として親しまれてきました。

その作用を持つのが、抗酸化物質ゴマリグナン。「セサミン」「セサミノール」などの成分の総称です。

ゴマリグナンは、細胞にとって有害な過酸化脂質の生成を防ぎ、ガン細胞の発生を抑えます。また、ＬＤＬコレステロールの生成を抑制することから、動脈硬化予防に効果を発揮します。

脂肪の代謝をスムーズにする作用もあり、肝臓の働きを助けます。とくにセサミンは、肝臓のためにある抗酸化物質と言われています。

さらにゴマリグナンには、大豆に含まれるイソフラボンと同じく女性ホルモンと似た働きもあります。

しかし、ゴマは外皮が固く、そのままでは体の中を素通りしていくだけで、栄養も効能もうまく生かせません。**すりつぶすなど、消化しやすい形にして利用**します。皮むきゴマや、すったゴマをごはんや和え物などにかけて常食するのが、手軽で効果的な方法です。

「ゴマの効果は３日ほど持続する」と言われています。

40歳からの
体に効く食材

ゴマ

sesame

**一粒一粒に栄養がつまった、
小さな魔法使い！**

スプーン1杯を
週2回摂るだけでいい！

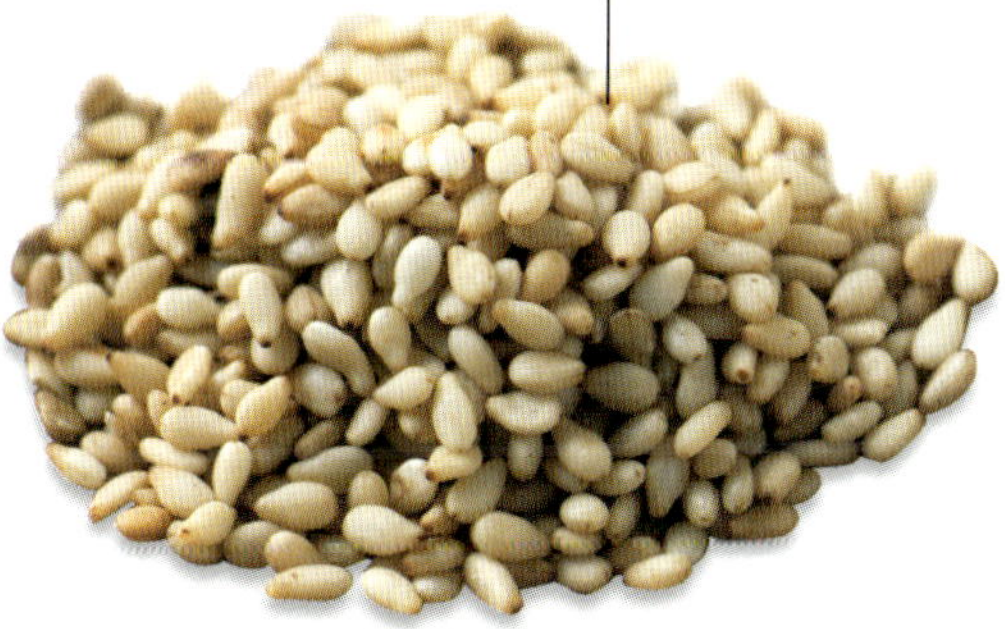

おもな栄養分

たんぱく質
ビタミンB群・E
カルシウム
カリウム
亜鉛
鉄分

最高の
食べ合わせ

鮪《まぐろ》

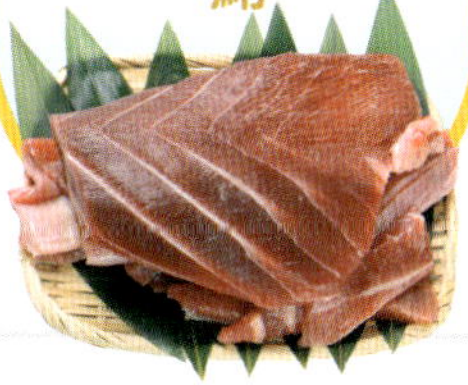

「ゴマ」のすごい効能

- 抗酸化作用
- 動脈硬化を防ぐ
- 肝臓の代謝を改善
- ガンを防ぐ

15 「りんご＋蜂蜜」はイチ押しの若返り食！――りんご

「**1日1個のりんごは、医者を遠ざける**」と言われるように、りんごは人生後半の体に欠かせない健康食材です。

りんごの栄養分を摂取するには、丸かじりが一番。とくに**果皮の部分には、強い抗酸化力を持つポリフェノールが豊富**で、老化やガン細胞の増殖を抑制します。

果皮に含まれるトリテルペノイドには、乳ガンや肝臓ガンの細胞増殖を抑える働きもわかっています。

果肉に豊富な水溶性食物繊維のペクチンも、大腸ガンの予防効果が高く、注目されています。

ペクチンは、腸内を酸性化させて善玉菌の繁殖を促し、逆に悪玉菌を減少させます。その高い整腸作用の結果、胃や腸の発ガン物質の発生が抑えられるのです。

また、動脈硬化や心筋梗塞、糖尿病などの予防・改善効果もあります。

私のおすすめは「蜂蜜入りりんごのすりおろし」です。**りんご半個に蜂蜜大さじ1杯程度で十分**です。

蜂蜜に含まれるさまざまな花粉が、小腸粘膜のリンパ組織（腸管免疫）を刺激すると、リンパ球が増えて免疫力が高まります。また、蜂蜜本来の殺菌作用も加わり、強力な長寿食として働きます。

40歳からの
体に効く食材

りんご

apple

甘い、おいしい、体にいい！
まさに万能の果物！

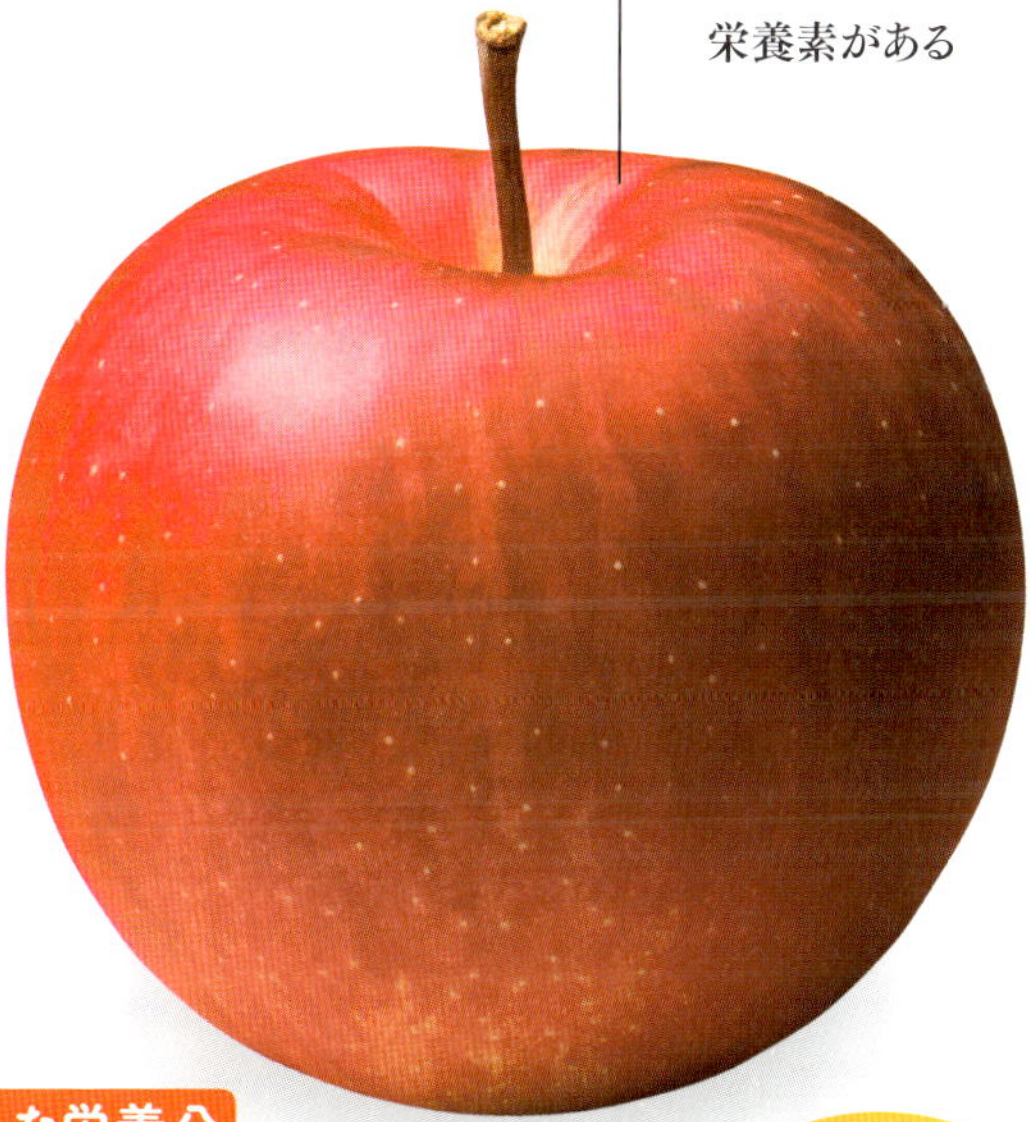

おもな栄養分

ビタミンC
カリウム
カルシウム
りんご酸
クエン酸
食物繊維

最高の
食べ合わせ

蜂蜜

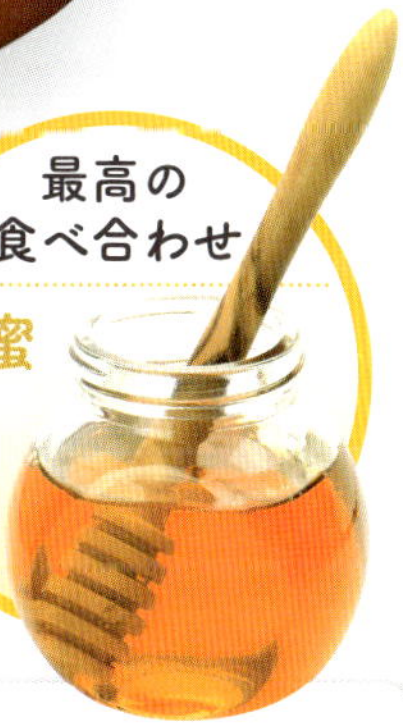

「りんご」のすごい効能

- 高い整腸作用
- 老化を防ぐ
- 肥満の予防・解消
- ガンを防ぐ

16 黄色い色素に驚きの「抗酸化パワー」が！――レモン

レモンと言えば、ビタミンＣの代名詞です。

ビタミンＣとともに強力な抗酸化作用を持つのが、果皮に含まれる黄色い色素のエリオシトリン（レモンポリフェノール）。活性酸素を吸着したり、ＬＤＬコレステロールの酸化を抑えたりして、動脈硬化を予防します。

また、レモンにはクエン酸が豊富に含まれています。運動中や後に、レモンのスライスに蜂蜜や砂糖をかけたものを食べることがありますが、これは疲労回復を早めるからなのです。**クエン酸には糖質の吸収を助ける働き**があり、蜂蜜などの糖質をエネルギー源としてすぐに活用できます。

クエン酸には、あまり知られていない効果もあります。体内のカルシウムなどのミネラルを包み込む働きがあり、**カルシウムの吸収ががぜんよくなる**のです。

焼き魚にレモンひと絞りは、おいしいだけでなく、カルシウムを効率よく吸収するのを助けます。人生後半に備えて骨を丈夫にし、骨粗鬆症予防に貢献します。

レモンをはじめとする柑橘類はいずれも、ビタミンＣや抗酸化物質、クエン酸の宝庫。ジュースやデザート、薬味など日常食としておおいに活用したい食材です。

40歳からの
体に効く食材

レモン

lemon

長寿の秘訣は１日１個のレモン！

果皮に含まれる黄色い
色素が若さに効く！

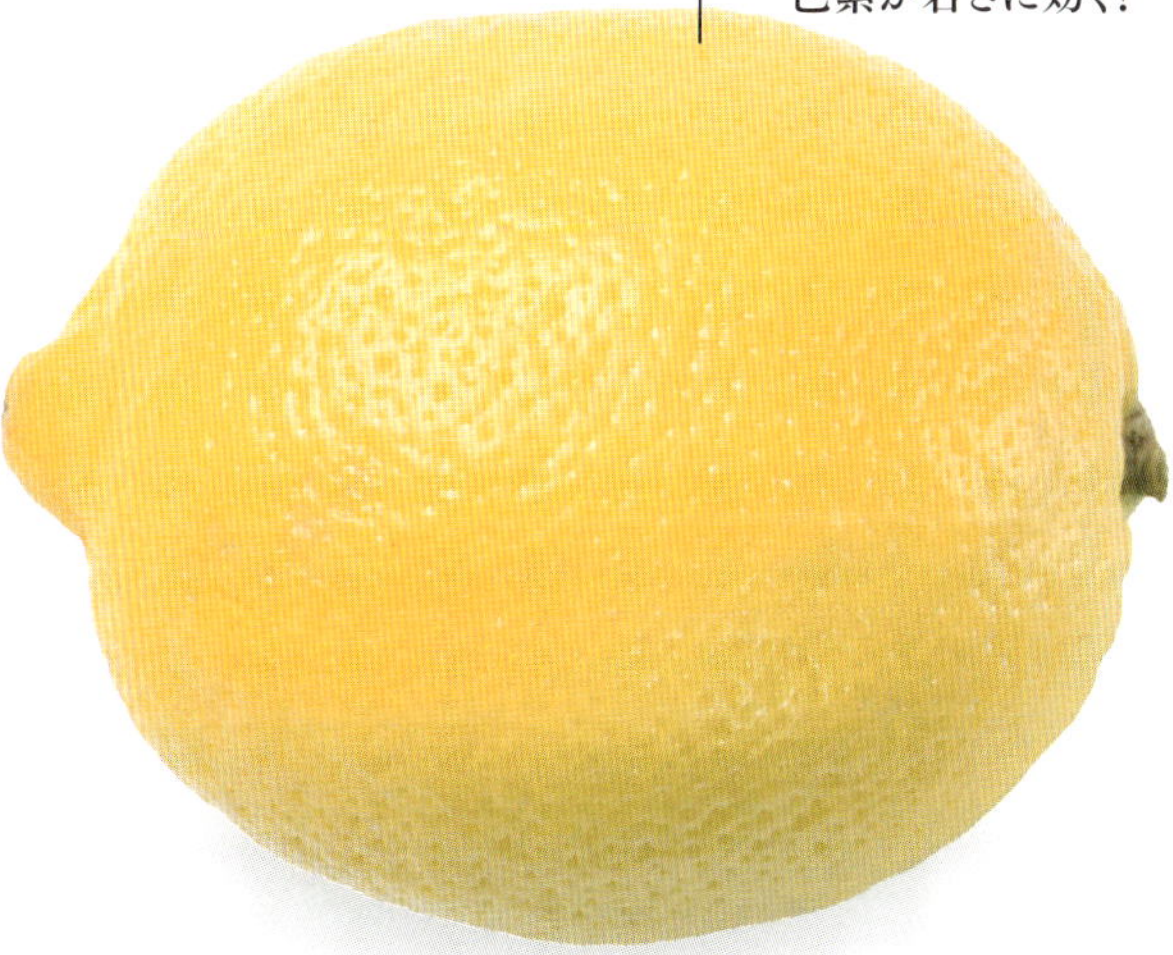

おもな栄養分

ビタミンC
クエン酸
エリオシトリン

最高の
食べ合わせ

焼き魚

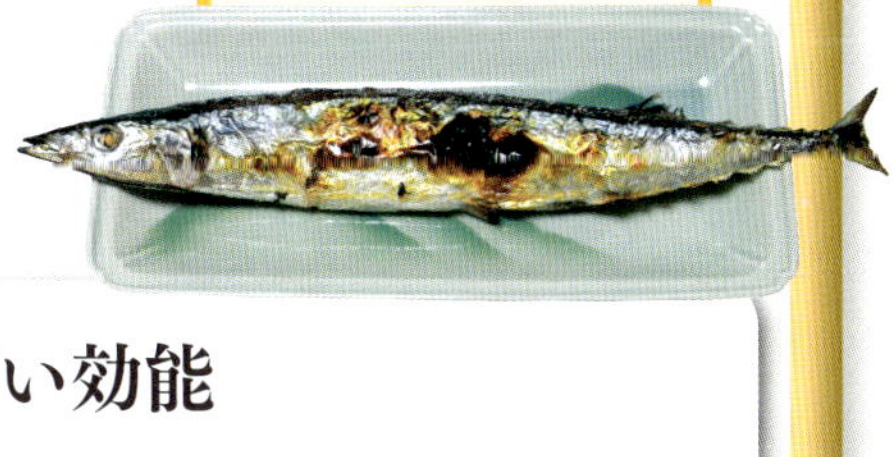

「レモン」のすごい効能

- 抗酸化作用
- 動脈硬化を防ぐ
- 骨粗鬆症を防ぐ

17 果物ではなく「栄養剤」です！

——ぶどう

ぶどうの甘味の主成分は、ぶどう糖と果糖。これらは摂取するとたちまち吸収され、代謝をスムーズにし、最短時間で脳や体のエネルギー源になります。

ぶどうをはじめとする**果物類は、血糖値の上昇がゆるやか**ですから、高血糖気味の人は白米や食パンではなく、果物や玄米から糖質を摂ることで改善がはかれます。

ぶどうはまた、タンニン、カテキン、アントシアニン、フラボノイド、レスベラトロールなど各種ポリフェノールを豊富に含みます。その抗酸化作用により、毛細血管の通りがよくなり、血圧や血糖がほどよく調節されます。

最近注目されているポリフェノールが、レスベラトロール。細胞の酸化を防ぎ、老化を抑制します。また、寿命を延ばすとされる**長寿遺伝子（サーチュイン遺伝子）を活性化**します。

ぶどうからつくる赤ワインは、こうしたポリフェノール効果で健康によい酒として広く親しまれています。

ぶどうは、ほかにもビタミンB群・C・E、鉄分やカルシウム、マグネシウム、ヨウ素などのミネラルが豊富に含まれています。**果物というよりも「栄養剤」**と言ってもよいでしょう。

40歳からの
体に効く食材

ぶどう

grape

「畑のミルク」と呼ばれる
究極のアンチエイジング・フルーツ！

1粒食べるたびに、
「体のさび」がきれいに！

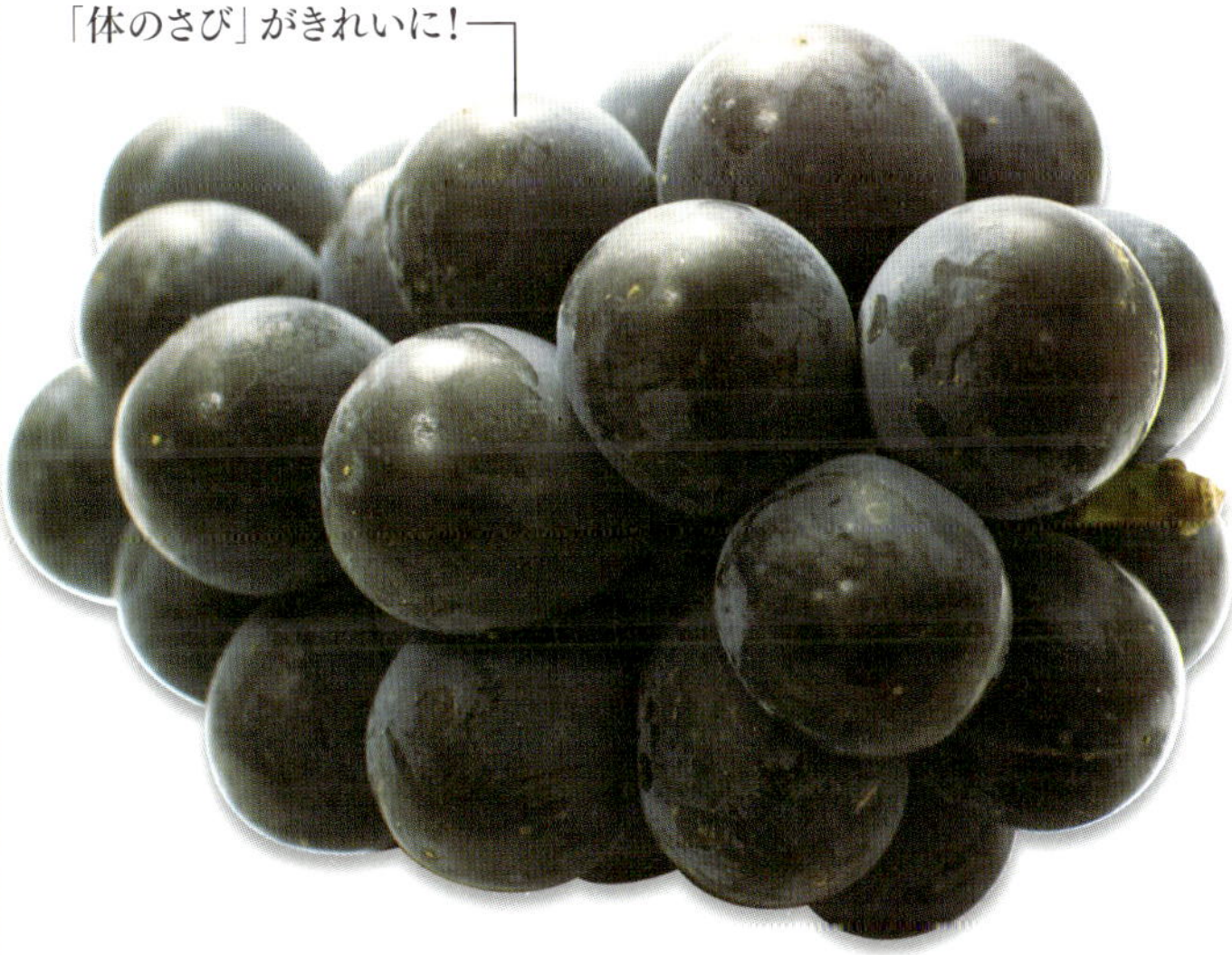

おもな栄養分

ぶどう糖
果糖
各種ポリフェノール
ビタミンB群・C・E

最高の
食べ合わせ

キウイ

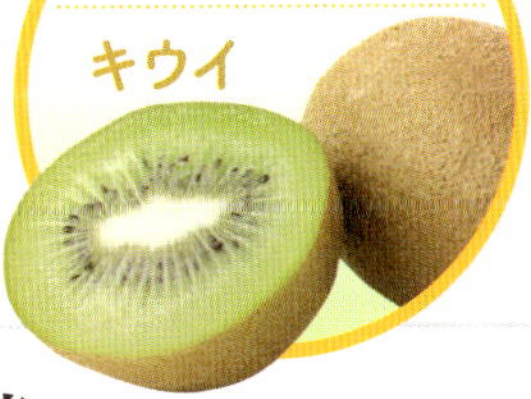

「ぶどう」のすごい効能

- 食欲増進
- 抗酸化作用
- 代謝を上げる
- 血圧安定

18 よく食べる女性は「乳ガン」にならない？——大豆

大豆は古くから「**畑の肉**」と謳われてきました。豆腐をはじめとして納豆、みそ、しょう油、豆乳、湯葉、油揚げなどに利用されるほか、きなこ、大豆油などに加工され、日本人の生活に密着した大切な食材です。

欧米の女性に比べ、日本の女性の更年期障害は比較的軽く、骨粗鬆症による骨折が少ない、というのが定説になっています。

その大きな理由に、大豆イソフラボンの摂取が挙げられます。イソフラボンには、女性ホルモン（エストロゲン）と似た作用があるからです。

大豆イソフラボンは、抗酸化作用を持つポリフェノールの一種で、大豆の胚芽に相当する胚軸に多く含まれ、苦みや香りを醸《かも》し出します。

京都大学名誉教授の家森幸男《やもりゆきお》先生は、**毎日の大豆食**による脳卒中や心筋梗塞の予防を力説されています。大豆たんぱくには総コレステロール値の低下作用があるほか、イソフラボンが血圧を下げたり血栓を防いだりすることも見いだしたのです。

また大豆は、乳ガン、前立腺ガン、大腸ガンの発生を防ぐことが最近の研究で明らかになっています。

大豆

soybeans

女性の一生を支える健康食材

高たんぱく、低カロリーの
豆腐がおすすめ！

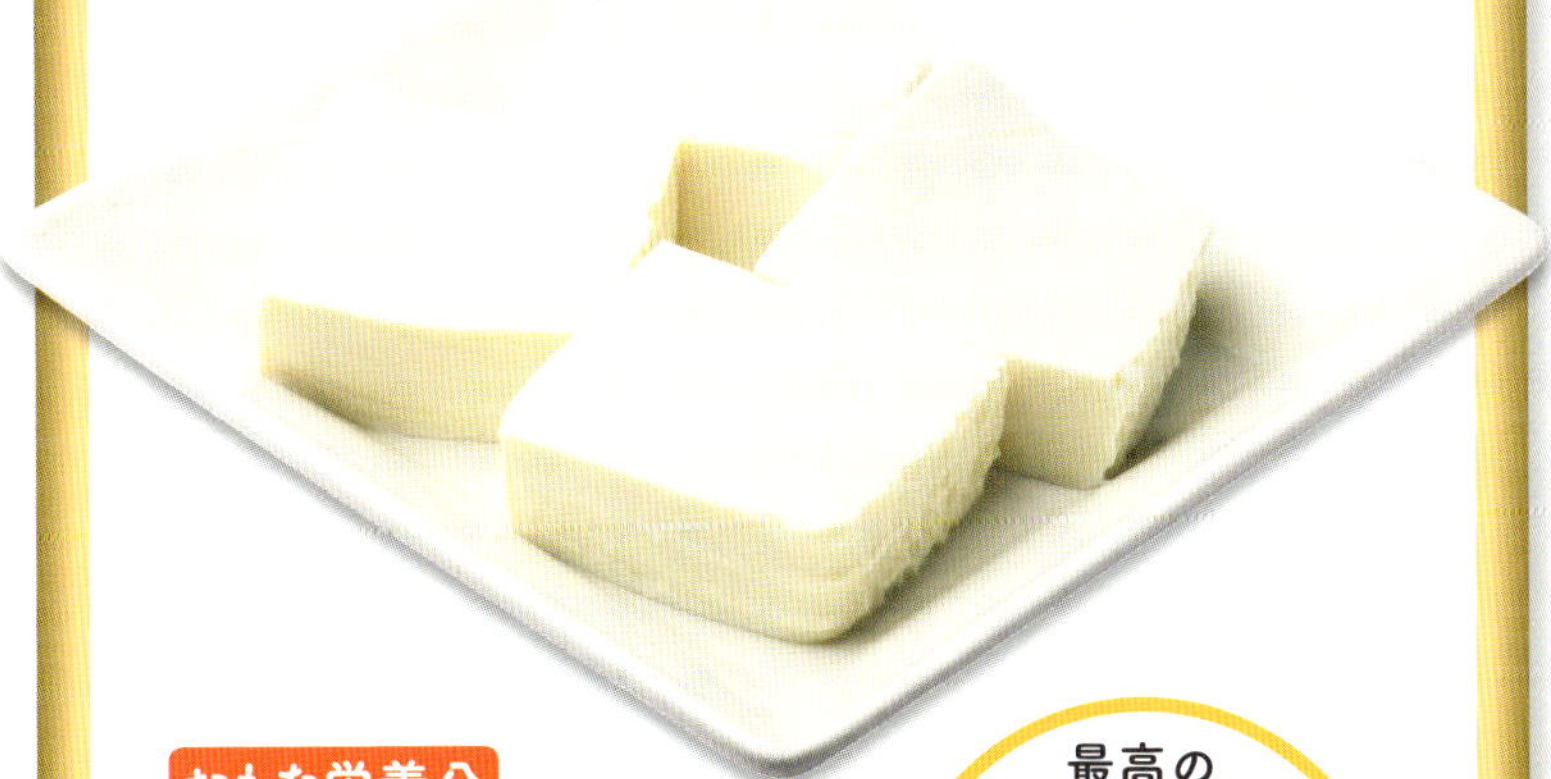

おもな栄養分

たんぱく質
大豆イソフラボン
カリウム
カルシウム
レシチン

最高の
食べ合わせ

若布《わかめ》

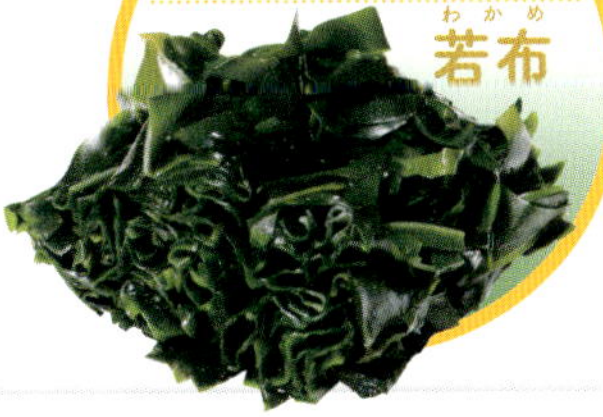

「大豆」のすごい効能

- 肥満の予防・解消
- 強力な抗酸化作用
- 血液をサラサラにする
- 免疫力を高める
- 脳卒中、心筋梗塞を防ぐ
- ボケを防ぐ
- ガンを防ぐ

19

「発酵パワー」で中年太りを撃退しよう——納豆

発酵食品の筆頭格である納豆は、脳卒中、心疾患、ガン、ボケ、骨粗鬆症、そして糖尿病と、**人生を壊す病すべてを予防するパワフルな食べ物**です。

「畑の肉」と呼ばれるほど栄養豊富な大豆の栄養素と納豆菌との合体によって、このうえない健康食品となっています。発酵の過程でさまざまな酵素が生み出されて、栄養価が高まるのです。

そのひとつに、ＳＯＤ（スーパーオキサイドディスムターゼ）という、**活性酸素を消去する酵素**があります。また、血栓を溶かし血液をサラサラにする溶解酵素、ナットウキナーゼはよく知られています。

そのほかにも、でんぷん、たんぱく質、脂肪、食物繊維を分解する酵素もつくられます。これらの強力酵素は、食事で摂り入れたさまざまな栄養素を吸収しやすいかたちに分解して腸内環境を整えます。その結果、**代謝が向上して免疫力も高まります**。

納豆菌は、ヨーグルトの乳酸菌と同じように強力な抗菌作用を持っています。ただし、ナットウキナーゼは**熱に弱い**ので、あつあつのごはんではなく、ほどよい温かさになってから納豆をかけるようにします。

40歳からの
体に効く食材

納豆

fermented soybeans

強力な発酵パワーで万病を防ぐ！

血管や骨を丈夫にする
ビタミンKは大豆の124倍！

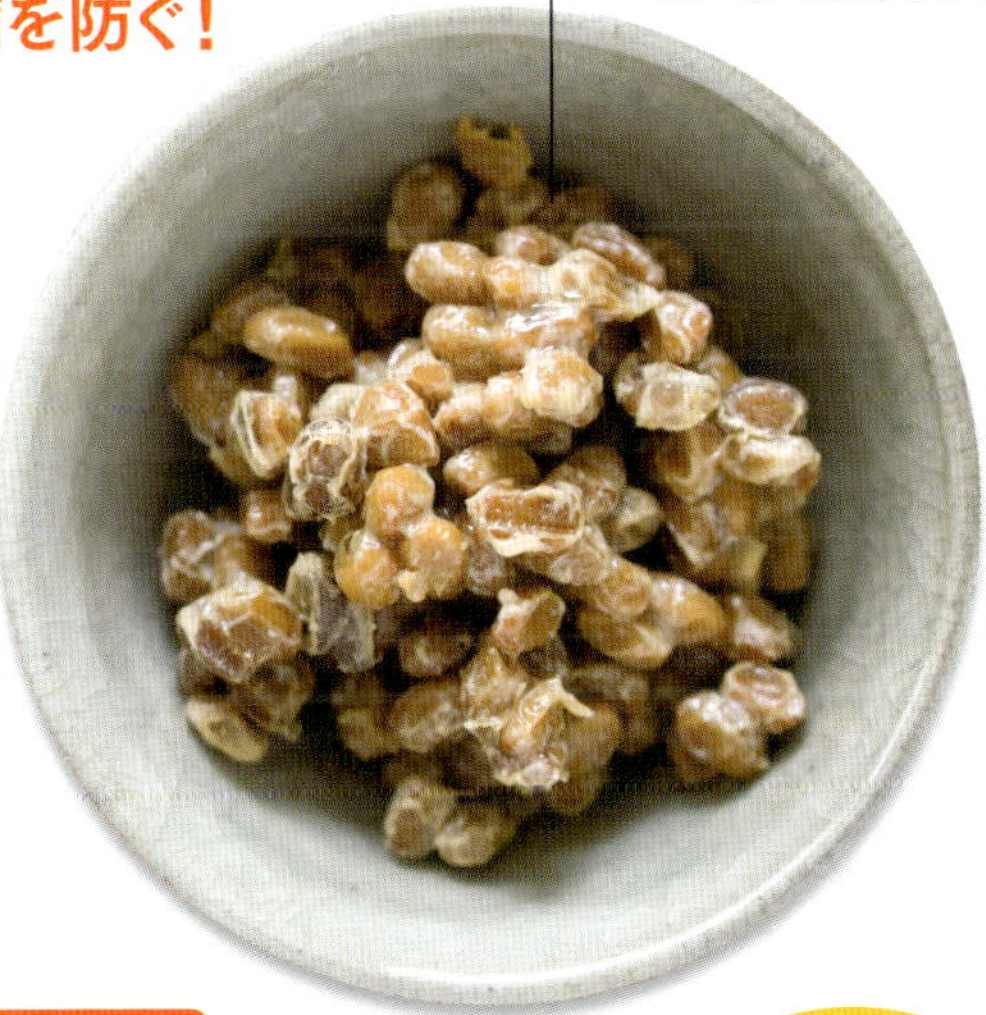

おもな栄養分

ビタミンB_1・B_2・E・K
パントテン酸
葉酸
大豆イソフラボン
食物繊維

最高の
食べ合わせ

長ねぎ

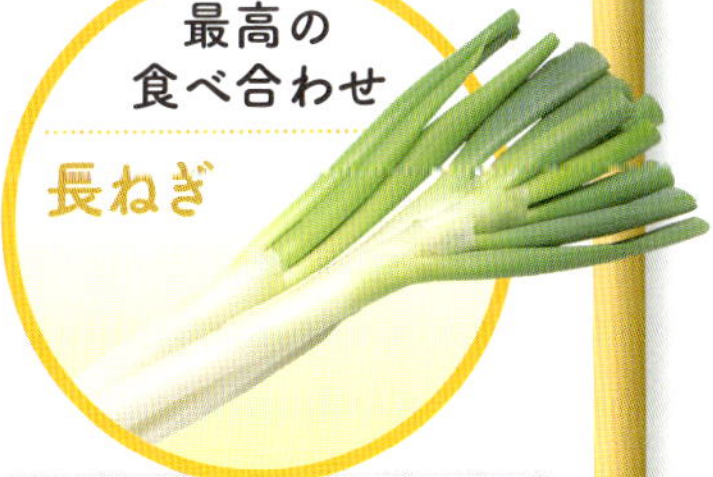

「納豆」のすごい効能

- 代謝を上げる
- 抗酸化作用
- 腸内環境を整える
- 免疫力を高める
- 血液をサラサラにする
- 乳ガン、骨粗鬆症を防ぐ
- 更年期障害を防ぐ
- 美肌効果

20 カルシウムの吸収を高め、「骨粗鬆症」を防ぐ——椎茸

きのこ類は、**食物繊維の固まり**のような食材。野菜などと併せて摂ることで、慢性的とも言える現代人の食物繊維不足の解消におおいに役立ちます。また、数少ない低エネルギー食材で、幅広い効能があります。

特筆しておきたいのが、料理に欠かせない「うま味」成分です。とりわけ椎茸は、昆布、鰹節と並ぶ出汁《だし》の基本。日本人なら誰もが長年親しんできた味です。3種類のうま味成分はすべて、たんぱく質の原料となるアミノ酸です。

きのこ類には、骨粗鬆症や動脈硬化の予防効果もあります。とくに椎茸は天日干しにすると、紫外線によってビタミンDが多量につくられます。ビタミンDは、骨の主要成分のカルシウムの腸管吸収を高め、血中のカルシウムを骨に運び込んで骨を丈夫にします。

また近年、**きのこ類の免疫パワーが注目されています**。椎茸から得られるレンチナンには、小腸粘膜のリンパ組織を刺激し、ガン細胞を攻撃する白血球の一種であるマクロファージやT型リンパ球（T細胞）を増殖させて体の抵抗力を強める働きがあります。免疫増強剤や、抗ガン剤の材料に使われています。

40歳からの体に効く食材

椎茸

shiitake mushroom

骨を丈夫にするビタミンDが豊富！

食物繊維の不足を一気に解消！

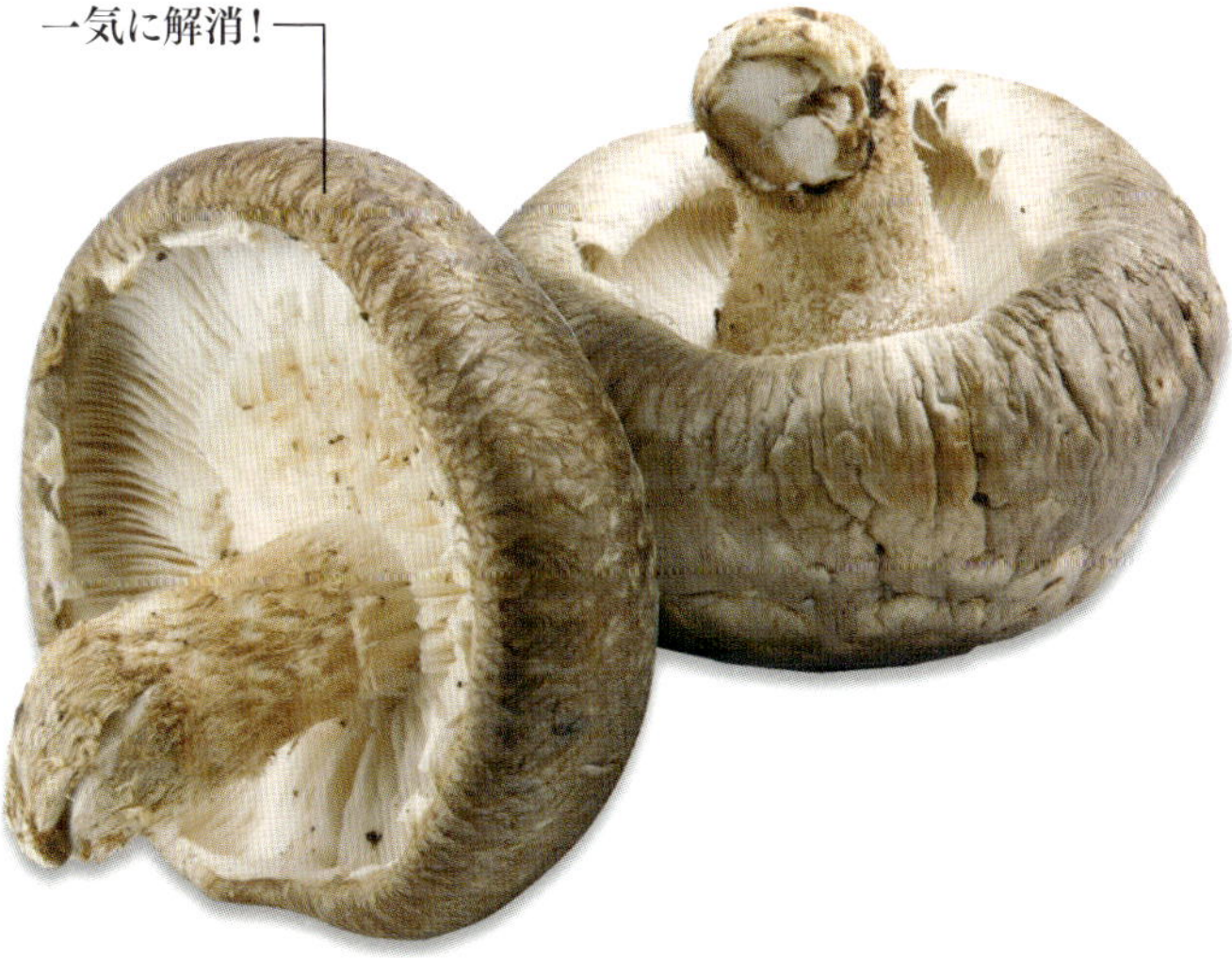

おもな栄養分

ビタミンD
エリタニデン
レンチナン
食物繊維

最高の食べ合わせ

昆布

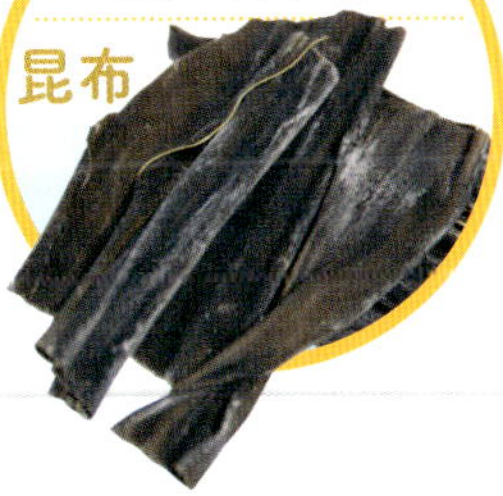

「椎茸」のすごい効能

- 腸内環境を整える
- 血液をサラサラにする
- 免疫力を高める
- 血圧安定

21 「1日1個」で、ガンは防げる！

——じゃがいも

大地のりんご——。フランスでは、栄養価も効果も高い、じゃがいもをこう呼んでいます。

じゃがいもの皮の近くには、糖質の吸収を抑える働きがあるクロロゲン酸が多く含まれています。じゃがいもは血糖値を上げやすい食材ですが、クロロゲン酸の作用で、逆に**糖尿病の予防に効果がある**のです。

クロロゲン酸は、りんご、バナナ、ごぼう、じゃがいもなど、切り口が茶色になる野菜や果物に存在します。

また、じゃがいもは**ビタミンCが豊富で、りんごのじつに8倍もの量**があります。

ビタミンCは体の結合組織であるコラーゲンの合成に必要で、血管、皮膚、胃腸粘膜、骨などを強化する働きがあります。抗酸化作用を発揮して免疫力を高めるので、かぜなどのウイルス疾患やガンの予防に有用です。

じゃがいもは、カリウムも豊富です。カリウムはミネラルバランスで重要な役割を持ち、塩害を防いで代謝の正常化を保ちます。高血圧の予防、視力回復など目の健康に効果があることは広く知られています。

じゃがいもの栄養分を効率的に摂るには、皮つきで蒸すのがおすすめの調理法です。

40歳からの体に効く食材

じゃがいも

potato

糖尿病の発症リスクを半減させる!

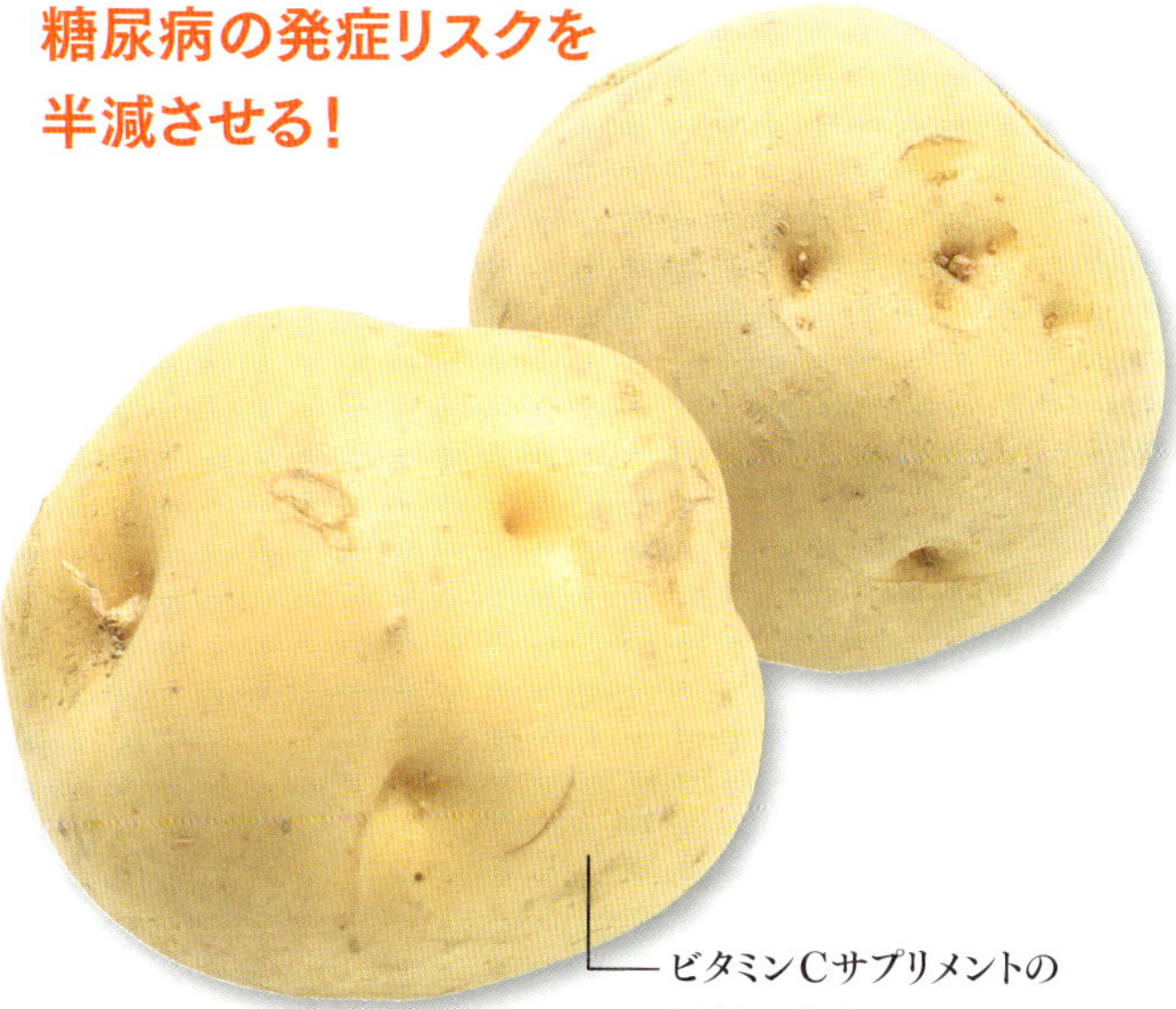

ビタミンCサプリメントの原料の大半は、じゃがいも!

おもな栄養分

ビタミンC・B_1
カリウム
クロロゲン酸
でんぷん
食物繊維

最高の食べ合わせ

鶏肉

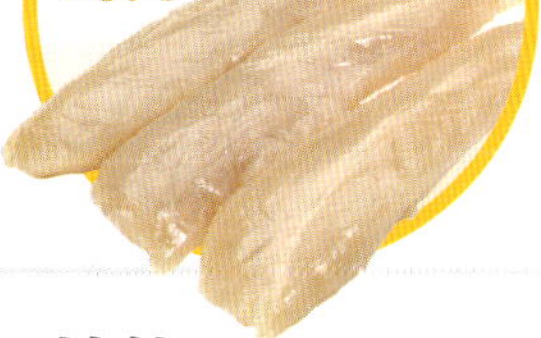

「じゃがいも」のすごい効能

- 代謝を上げる
- 高血圧を防ぐ
- 腸内環境を整える
- 糖尿病を防ぐ
- 免疫力を高める
- 視力回復

22 ガン予防に効果がある「海の野菜」！――昆布

「海藻の代表格」昆布――。おもな成分は、糖質6割弱に対し、**ミネラル1割と、自然界の食材では飛び抜けて多い**ことが特徴です。ヨード（ヨウ素）のほかにも、カリウム、カルシウム、鉄などが豊富です。

ヨードは、甲状腺ホルモンの主原料で、基礎代謝を盛んにする働きがあります。代謝が盛んになれば、体から冷えが取れて免疫力も向上します。

昆布やモズクなどに含まれるネバネバ・ヌルヌル成分は、フコイダンという多糖類で食物繊維です。フコイダンは、血液中の免疫賦活《ふかつ》作用のあるインターフェロンを増やし、**ガン予防に効果があると注目**されています。

昆布やワカメなどに多く含まれる食物繊維のアルギン酸や、抗酸化作用があるタウリンには、ナトリウム（塩分）、コレステロールを体外に排出する働きがあります。高血圧や高脂血の予防に役立ちます。

昆布の栄養分が凝縮しているところは「根昆布」と呼ばれる根元です。

私は毎朝、鋏《はさみ》で小片に切った根昆布を緑茶に入れて飲み、数十分して軟らかくなったところで口に入れて、通勤途上、賞味しながら食べています。

40歳からの
体に効く食材

昆布

sea tangle

健康寿命を延ばす
Sea Vegetable（海の野菜）！

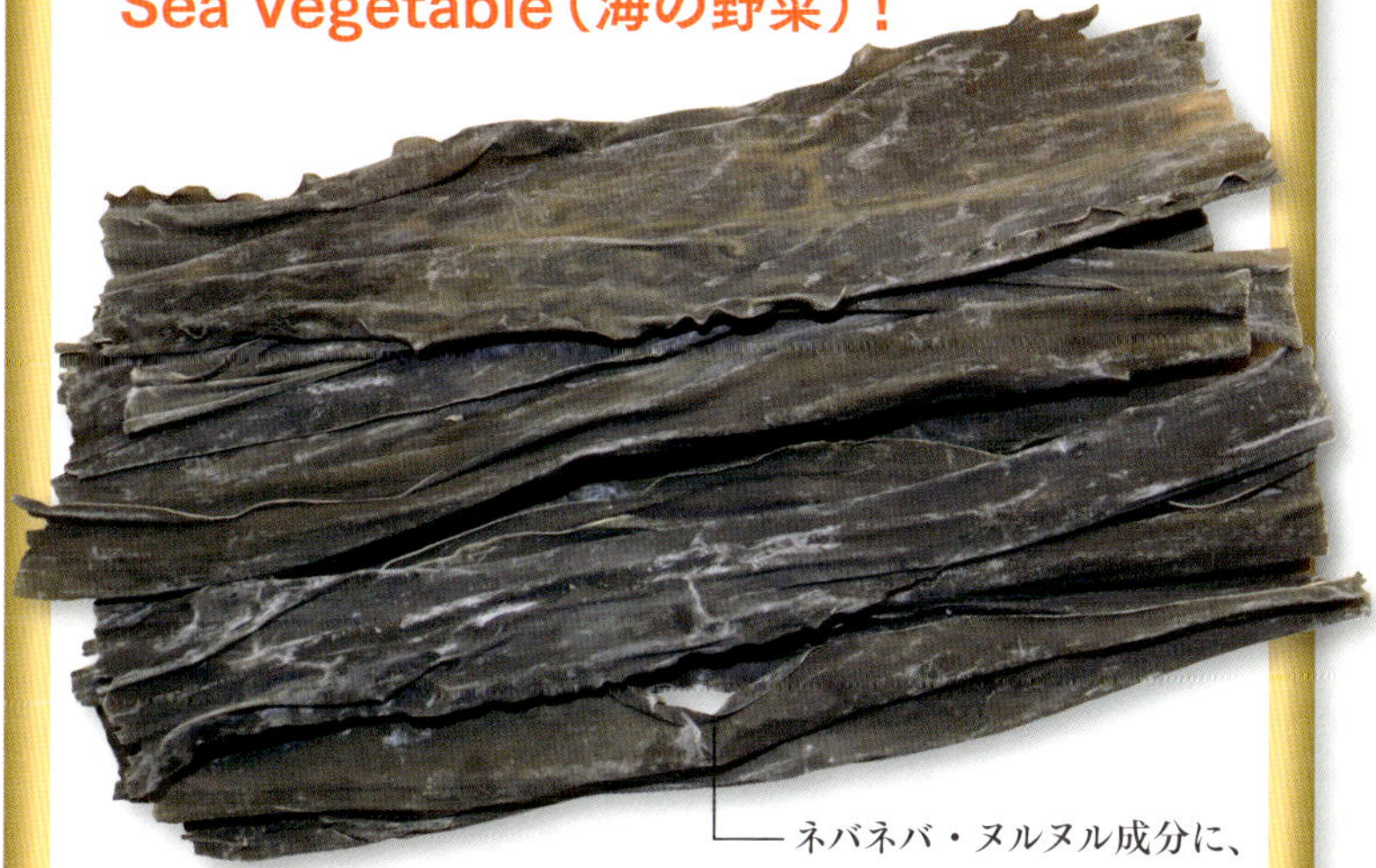

ネバネバ・ヌルヌル成分に、
ガンの予防効果が！

おもな栄養分

ヨード
カリウム
カルシウム
鉄分
アルギン酸
タウリン

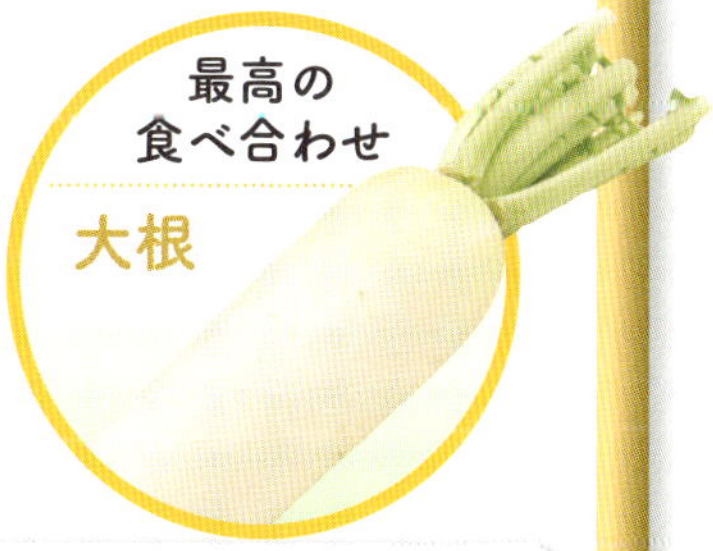

「昆布」のすごい効能

- 代謝を上げる
- 免疫力を高める
- 血糖値を下げる
- 老化を防ぐ
- 高血圧、高脂血を防ぐ
- ガンを防ぐ

23 レシチンが「肌も血管もピチピチ」にする――卵

卵は「血管年齢」を若くする食材です。摂りすぎでなければ、血管障害の原因になる脂質異常症のリスクはないことがわかってきたのです。

豊富に含まれるレシチンという卵黄リン脂質が、**コレステロールの代謝を調節**します。レシチンには、コレステロールの血管壁沈着を防ぎ、動脈硬化、脳卒中、狭心症などの予防効果があることも解明されています。

レシチンには脳や神経機能に不可欠な成分で、神経伝達物質のアセチルコリンの材料になるコリンが含まれています。アルツハイマー型認知症（ボケ）では、アセチルコリンが大幅に減少することが明らかになっています。レシチンは大豆にも豊富ですが、コリンの含有量は卵のほうが倍以上も勝っています。

またレシチンは、若さを取り戻すうえで重要な役割も果たします。新しい細胞をつくったり必要な栄養素を細胞内に取り込んで、たとえば、肌をみずみずしくしたりする働きをするのです。

さらに近年、**卵白に殺菌力、抗酸化力が備わっている**ことがわかってきています。卵に80度以上の熱を加えると、抗酸化力がアップします。

40歳からの
体に効く食材

卵

egg

免疫力を高める
完全食品！

半熟が美味な温泉卵や
オムレツがおすすめ！

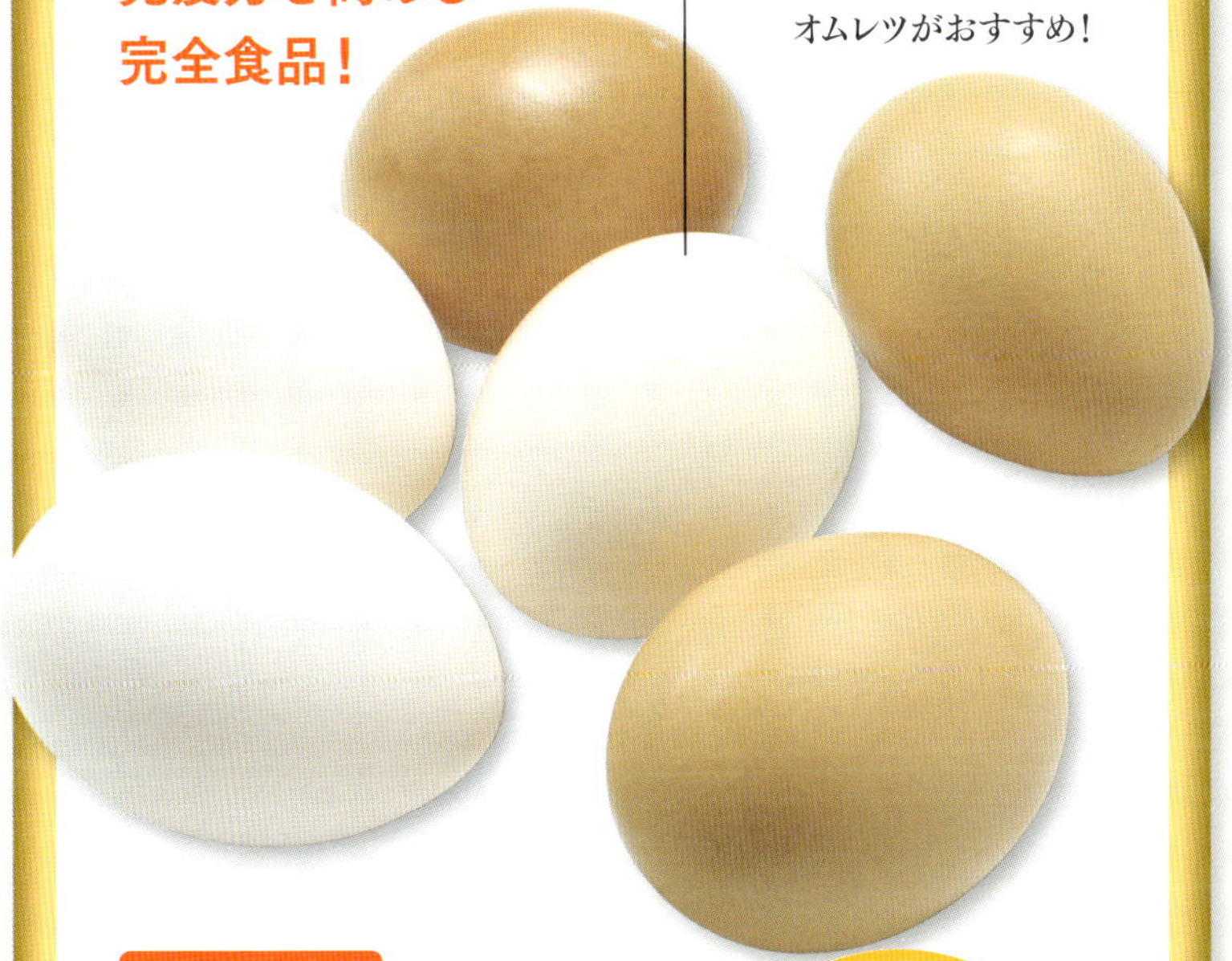

おもな栄養分

たんぱく質
レシチン
カルシウム
ビタミンA・B_1・B_2・E

最高の
食べ合わせ

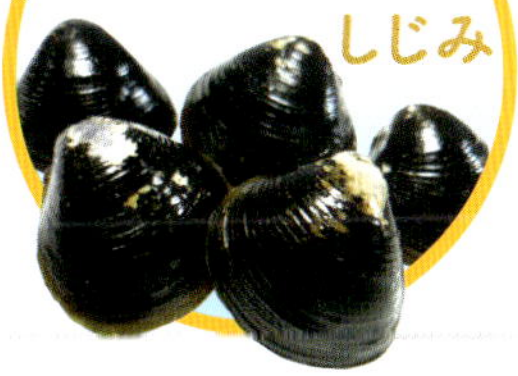

「卵」のすごい効能

- 抗酸化作用
- 殺菌作用
- 美肌効果
- 脳を活性化する
- 若さを取り戻す
- 高血圧、高脂血を防ぐ

24 乳酸菌が「若くて強い体」をつくる――ヨーグルト

ヨーグルトの効用は、じつにさまざまです。真っ先に挙げられるのが、乳酸菌の働きによる便秘の予防・解消の薬効です。

健全な腸内環境は、血流を促します。血流がよくなることで酸素や栄養素が全身の細胞に行きわたり、体の冷えを防ぎます。**温かい体は、免疫細胞を活発化**させます。だから、免疫力を正常に保つには、食べ物で腸内環境を整えることが鍵となるのです。

近年、**乳酸菌がガンの予防・改善や免疫力の向上に、おおいに効果を発揮している**ことが証明されています。

乳酸菌は、胃潰瘍、十二指腸潰瘍、胃ガンの遠因になるピロリ菌の繁殖を抑える働きを持っています。腸粘膜や、胃粘膜の保護にも役立っています。

また乳酸菌の働きによって、ガン細胞などを攻撃する免疫細胞・NK（ナチュラルキラー）細胞が活性化することもわかっています。

40代からは、ぜひともヨーグルトを常食にして、乳酸菌の補充を怠らないようにしましょう。無糖のものを、果物と一緒に摂るのがおすすめです。蜂蜜やオリゴ糖を少し入れると食べやすくなります。

40歳からの体に効く食材

ヨーグルト

yogurt

「乳酸菌パワー」で腸をきれいにしよう!

腸内環境を整えることが若さと元気の秘訣!

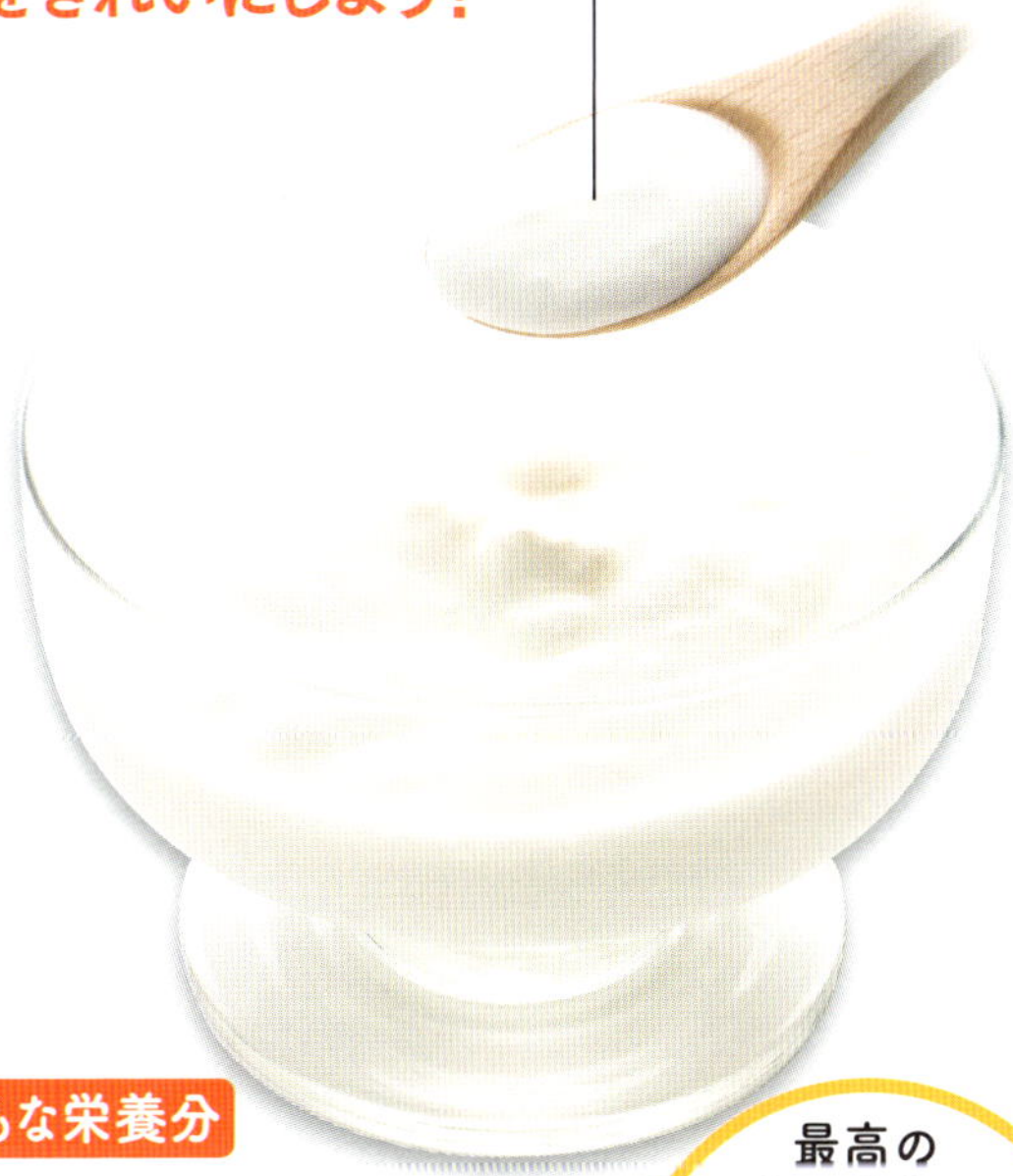

おもな栄養分

乳酸菌
ビタミンB群
カリウム
カルシウム

最高の食べ合わせ

ぶどう

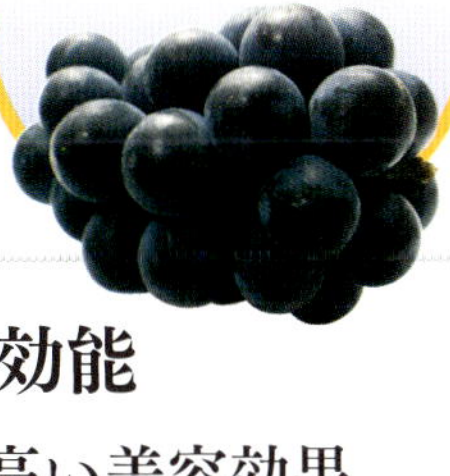

「ヨーグルト」のすごい効能

- 便秘の予防・解消
- 高い美容効果
- 免疫力を高める
- 生活習慣病の予防・改善
- 老化を防ぐ
- ガンの予防・改善

25 美容・ダイエット……女性の強い味方——オリーブ油

オリーブ油《オイル》は、不飽和脂肪酸のなかでも、もっとも酸化されにくいオメガ9系を代表する**健康的な油脂**です。とりわけ、香りがよく品質が高いエクストラバージンオイルには、抗酸化作用が強いビタミンEが豊富です。生野菜サラダのドレッシングにしたり、小さじに1〜2杯を生ジュースに垂らしたり、そのまま飲むなど、生で使いたい食用油です。

オリーブ油の成分の7〜8割は、**酸化しにくく熱に強いオレイン酸**が占めているため、炒め物にも使えます。オレイン酸は血管の若さ維持・若返りに効力を発揮します。**ダイエット、美容に必要な油脂**でもあるのです。

オリーブ油には、抗酸化作用の強いポリフェノール（オレウロペイン）が豊富に含まれます。免疫力強化、抗菌・抗ウイルス効果に優れるほか、体内で脂肪細胞が増加するのを抑制する働きもあります。

オリーブ油と同じような作用を持つ油に、**ゴマ油**があります。ゴマ油は、84パーセント以上の不飽和脂肪酸を含む、健康によい食用油。原料のゴマに含まれるゴマリグナンによって、強力な抗酸化力を発揮します。

いずれも、**女性の体を甦らせてくれる油**です。

40歳からの
体に効く食材

オリーブ油

olive oil

**みずみずしい肌、
若々しい体をつくる！**

酸化しにくく熱に強いため、
炒め物にもOK！

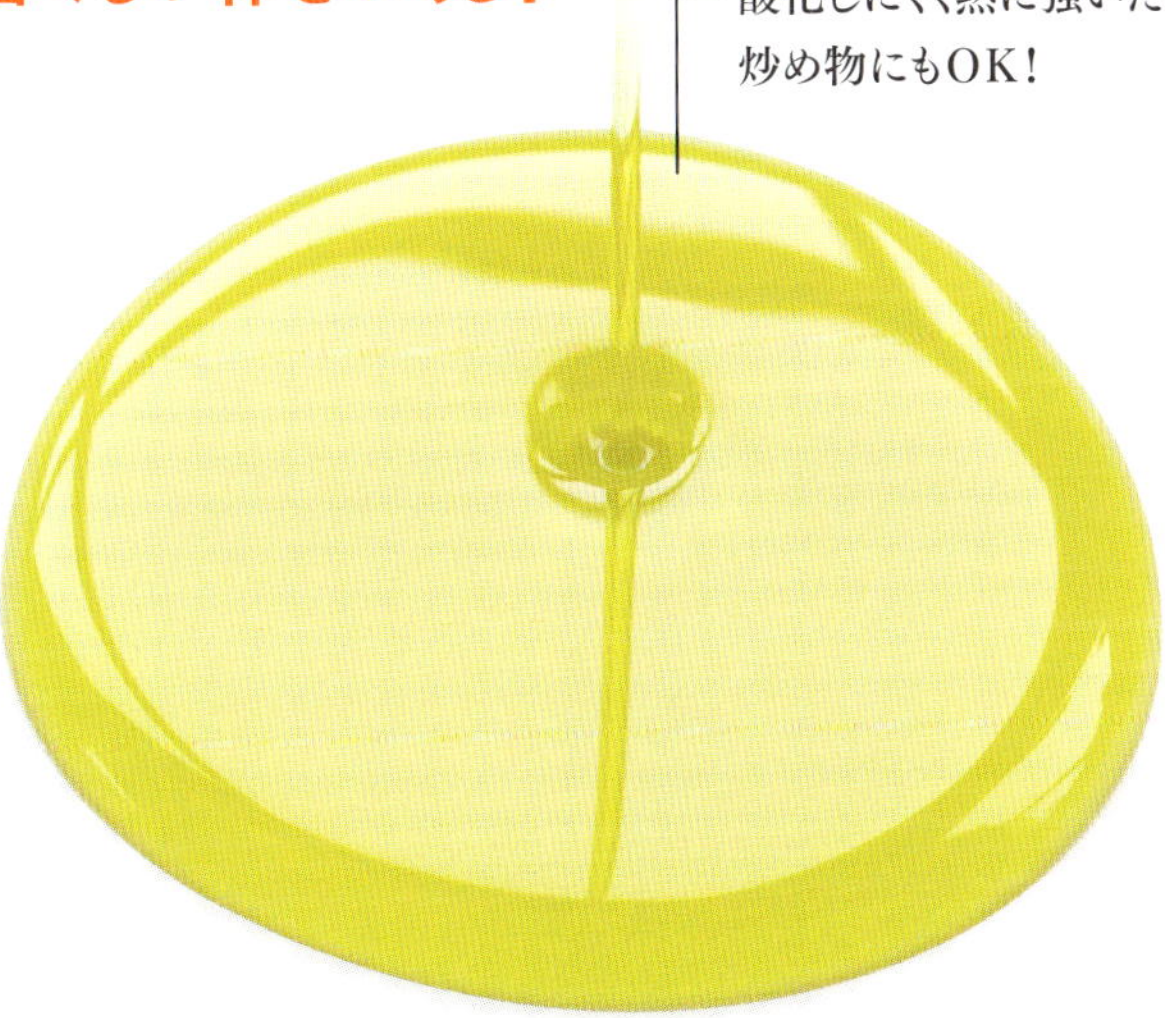

おもな栄養分

オレイン酸
ビタミンE・K・A

最高の
食べ合わせ

トマト

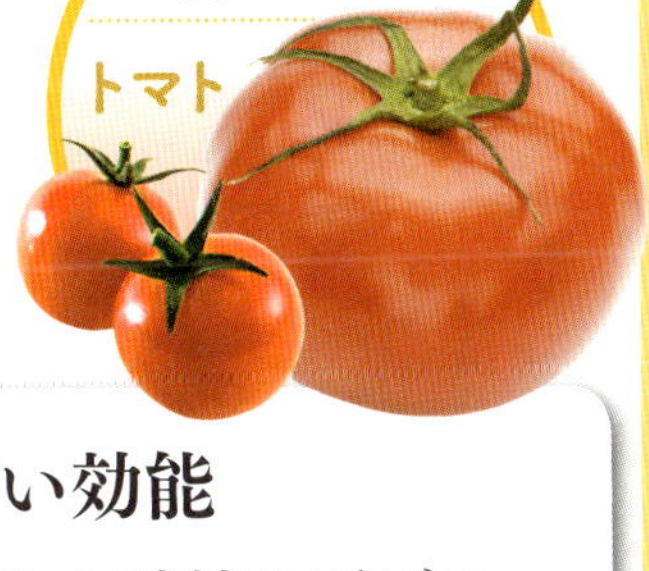

「オリーブ油」のすごい効能

- 血管を保護する
- 血糖値を下げる
- 血液をサラサラにする
- 便秘の解消
- 血圧安定
- 美肌・美髪効果

26 飲む人、飲まない人の胃ガン発生率の差——緑茶

「朝のお茶は難逃れ」「朝茶は三里帰っても飲め」と言われるとおり、お茶にはさまざまな薬効があります。

最近では、緑茶のうがいが**インフルエンザ予防に効果がある**こともわかっています。これは、緑茶独特の渋みを出すカテキンの効果によるものです。

カテキンはポリフェノールの一種。抗酸化作用のほかに、抗ウイルス作用、食中毒を引き起こす悪玉菌の撃退においに効果があります。

それ以外にも、緑茶には糖質、たんぱく質、ビタミン、ミネラル、カフェインが豊富。動脈硬化を防いだり高血圧を予防したりする効果を発揮します。

また、クロロフィルやフッ素も含み、ガンや虫歯予防に役立ちます。

静岡県立大学による興味深い報告があります。それは、茶の産地で**緑茶をよく飲む習慣がある地域の胃ガン発生率は、全国平均の半分**でした。ところが、駿河湾に面した漁業の盛んな地域（茶の産地ではない地域）の胃ガン発生率は、全国平均の1・5倍もあったというのです。

茶の産地では、茶葉を頻繁に取り替え、緑茶を飲む回数が多いこともわかっています。

40歳からの体に効く食材

緑茶

green tea

心と体の健康を守る一服の清涼剤

テアニンでストレス撃退！

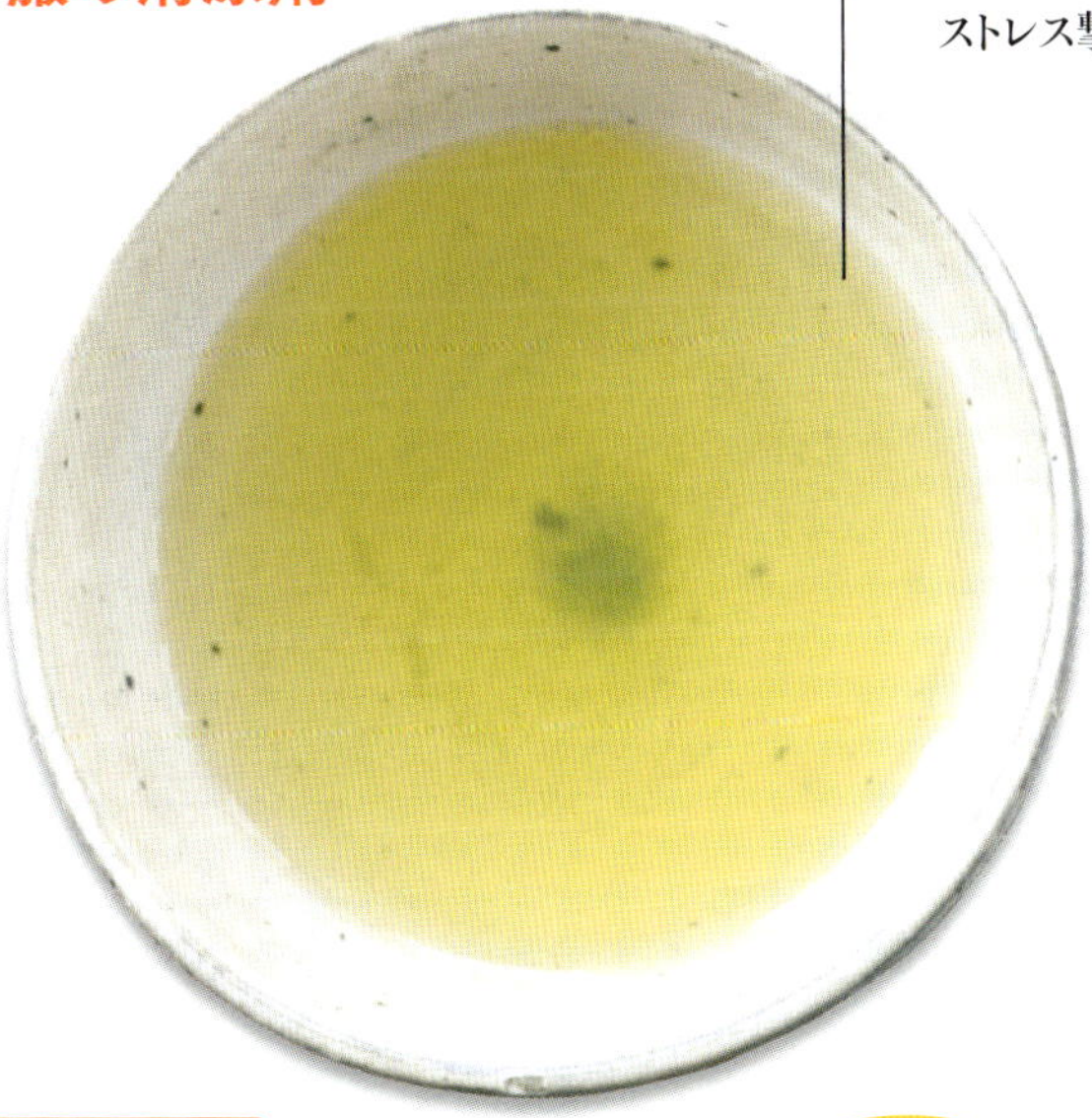

おもな栄養分

ビタミンC
カテキン
カフェイン
テアニン
クロロフィル

最高の食べ合わせ
梅干

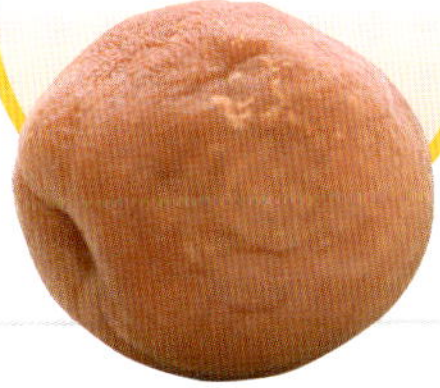

「緑茶」のすごい効能

- 抗菌・抗ウイルス作用
- 食中毒を防ぐ
- ガンを防ぐ

27 自然の恵みが凝縮した「黄金の栄養食材」——蜂蜜

蜂蜜は栄養価に富み、**古来、滋養・強壮食品として珍重されてきた**自然からのすばらしい贈り物です。

蜜源となる植物は、レンゲ、クローバー、りんご、アカシア、あるいはハーブ類まで多種多様。蜜源によって味や香り、栄養価が異なるのも蜂蜜の楽しみです。

蜂蜜の栄養分のおよそ8割を占めるのは、甘味成分の糖質。大量に摂らなければ、血糖値上昇への影響はありません。エネルギー量は砂糖の４分の３程度です。１日に、大さじ2杯が目安です。

そのほか、各種アミノ酸、多種豊富なビタミンとミネラル、そして乳酸やクエン酸などの有機酸、各種酵素などがあります。有機酸は、エネルギー産生を盛んにして代謝を活発にします。各種酵素は、糖質などの代謝を正常に保ちます。まさに、「**黄金の栄養食材**」です。

私は、ニュージーランドの樹木マヌカから採れた蜂蜜を常用しています。このマヌカ蜂蜜は古くから民間薬として重宝され、かぜや口内炎などで荒れた粘膜の保護・改善に優れた作用を発揮しています。そして近年では、ピロリ菌への抗菌作用が、ほかの蜂蜜の7～8倍も強いことが証明されています。

40歳からの
体に効く食材

蜂蜜
honey

自然からの贈り物――
黄金の滋養・強壮食！

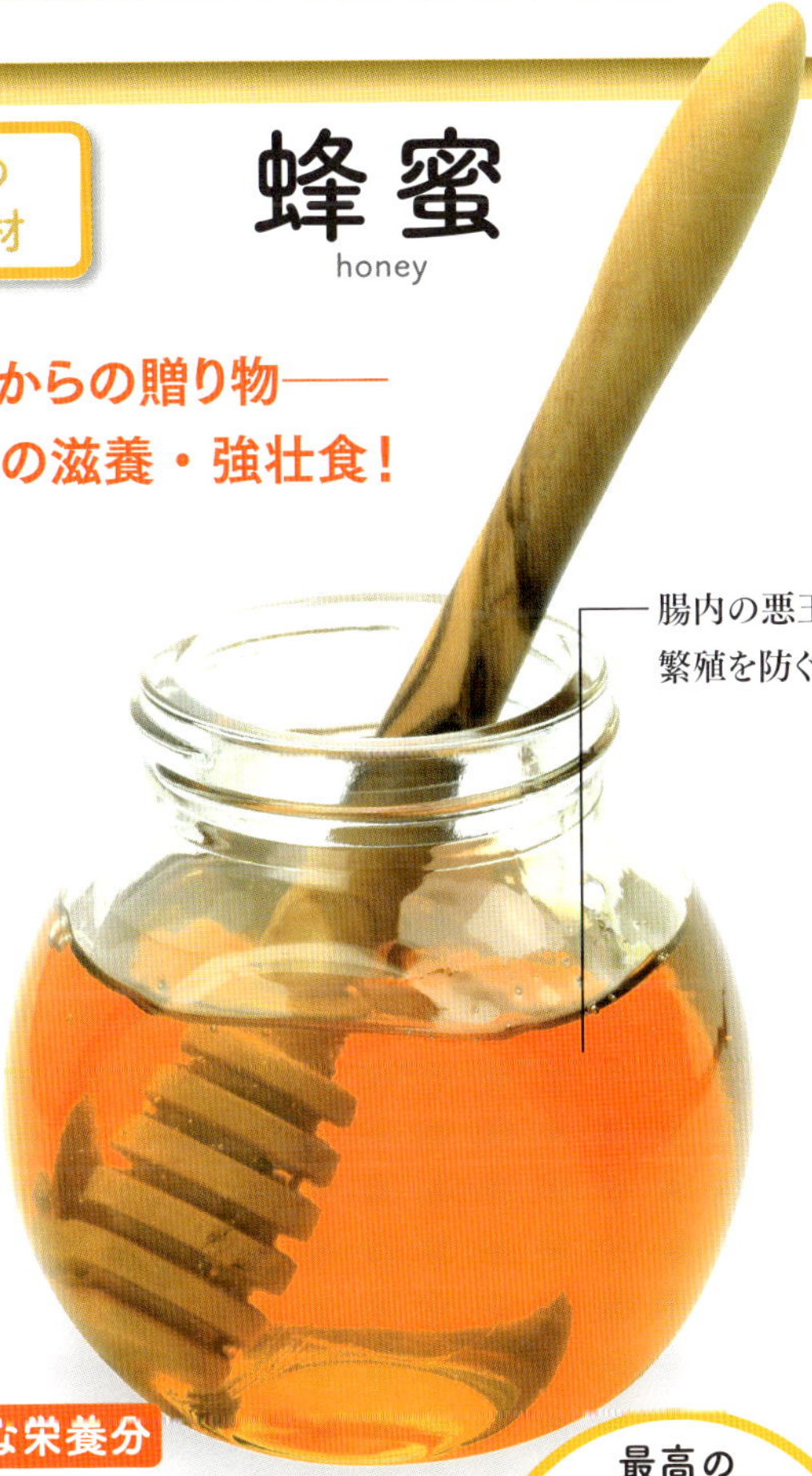

腸内の悪玉菌の
繁殖を防ぐ！

おもな栄養分

糖質
ビタミンA・B群・C・K
カルシウム
カリウム
鉄分
亜鉛

最高の
食べ合わせ

レモン

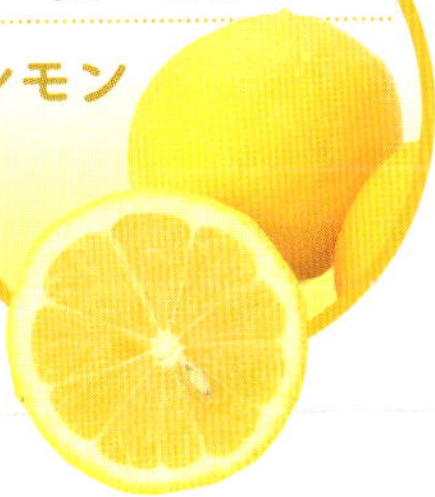

「蜂蜜」のすごい効能

- 代謝を上げる
- 免疫力を高める
- 抗菌・抗ウイルス作用
- 胃潰瘍や胃ガンを防ぐ

28 「高血圧、高血糖、高脂血」を防ぐすごい力——酢

食酢は、穀物酢、果実酢、米酢、黒酢などに分類されます。とくに健康食品として注目されている黒酢は、米酢などに比べて各種アミノ酸が豊富に含まれています。

酢は血液をサラサラにし、体の隅々まで新陳代謝を促します。そして、体脂肪の蓄積を抑えるとともに分解もして、**内臓脂肪を落とす**効果があります。

激しい運動や重労働の後に酢を摂ると、筋肉内でクエン酸回路が活性化してエネルギー（ＡＴＰ）をつくるので、疲労が回復します。

酢には、**細胞の若返りを早める効果がある**のです。

酢に含まれる酢酸には、血管を拡張させる作用があり、**高血圧改善**に有効です。糖質の吸収をゆるやかにし、食後の**血糖値の上昇を緩和させる**作用もあります。

さらに、抗菌・殺菌作用もあります。食塩と併用すると、その効果が強くなることが証明されています。

骨つきの肉や魚介類を殻ごと、酢を入れて煮ると、酢酸の作用で骨や殻からカルシウムが煮汁に溶け出し、通常よりも多く摂取できます。

古代エジプトの女王クレオパトラは、美容のために真珠入りの酢を常飲していたと伝えられています。

40歳からの
体に効く食材

酢

vinegar

疲労がすっと消えて、
体を若返らせる！

1日に大さじ1杯で、
代謝がよくなる！

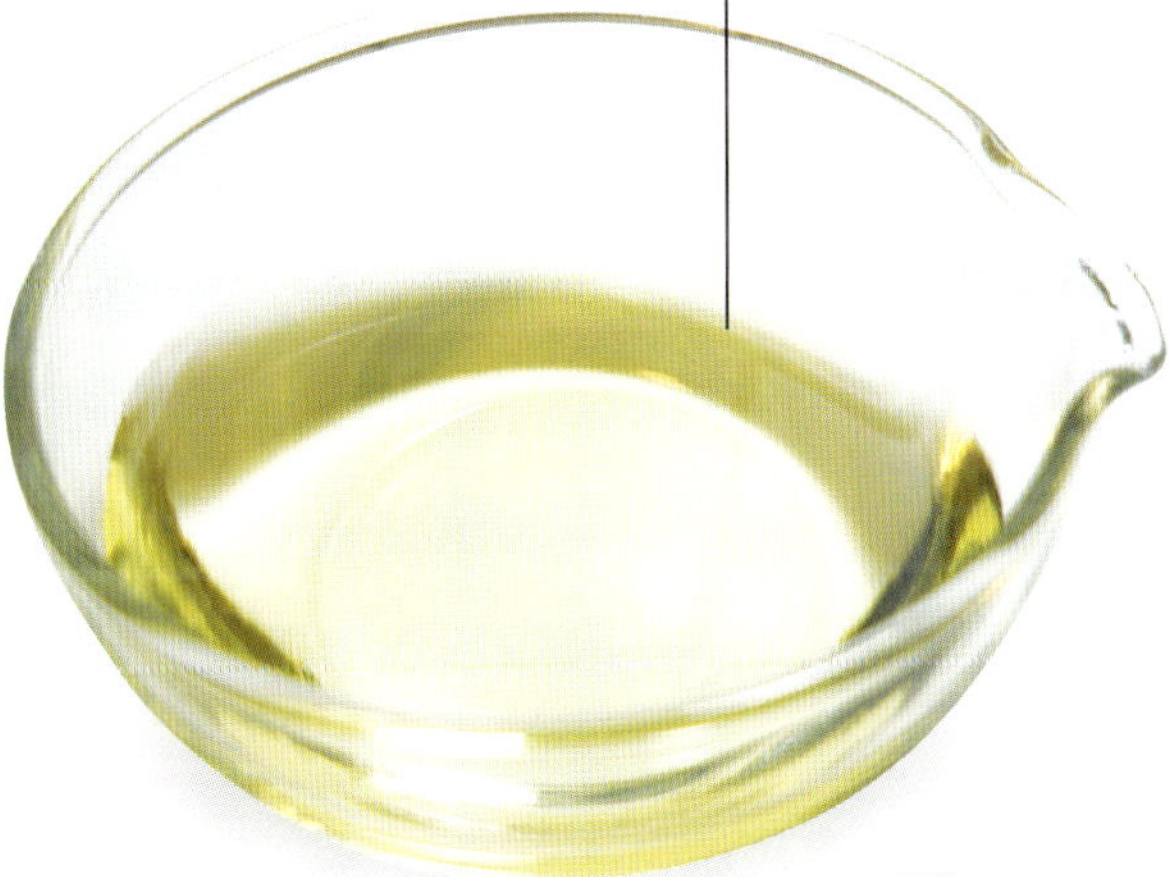

おもな栄養分

クエン酸
酢酸
りんご酸

最高の
食べ合わせ

玉ねぎ

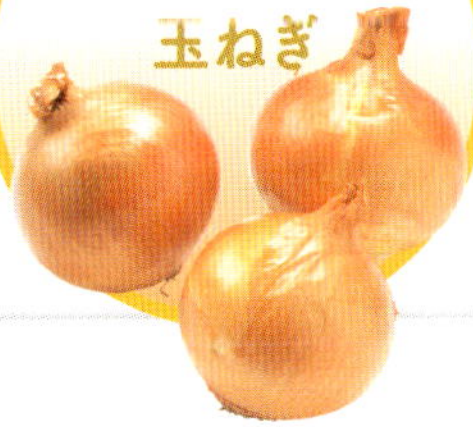

「酢」のすごい効能

- 抗菌・殺菌作用
- カルシウムの吸収をアップする
- 内臓脂肪を減らす
- 高脂血を防ぐ
- 血圧安定
- 血糖値の急上昇を防ぐ

図解《ずかい》　40歳《さい》からは食《た》べ方《かた》を変《か》えなさい！

著　者――済陽高穂（わたよう・たかほ）

発行者――押鐘太陽

発行所――株式会社三笠書房

〒102-0072 東京都千代田区飯田橋3-3-1
電話：(03)5226-5734（営業部）
　　：(03)5226-5731（編集部）
http://www.mikasashobo.co.jp

印　刷――誠宏印刷

製　本――若林製本工場

編集責任者　清水篤史
ISBN978-4-8379-2594-1 C0030